Iwermektyna przeciwko rakowi

Jak iwermektyna, fenbendazol i błękit metylenowy mogą zmienić terapię nowotworową

DR MED. ANDREAS PUTTICH

Iwermektyna przeciwko rakowi

Jak iwermektyna, fenbendazol i błękit metylenowy mogą zmienić terapię nowotworową

Koordynator projektu: Iwona Oriańska
Redakcja i korekta: Monika Łojewska-Ciępka
Skład i łamanie: Pracownia po.byku
Grafika na okładce: tohamina (@freepik)

ISBN 978-83-8308-640-8
Wydawnictwo Poligraf
ul. Młyńska 38
55-093 Brzezia Łąka
tel. 71 344-56-35
www.WydawnictwoPoligraf.pl

Chciałbym pogratulować wybranego tematu. Temat nowotworów staje się coraz większym problemem całej ludzkości i zaczyna dotykać wiele osób w naszym bliskim otoczeniu. Ta książka to nie tylko zbiór znakomicie zebranych informacji o wielu innych metodach leczenia niż stosuje medycyna akademicka. To duża odwaga pisania na ten temat. Autor rozumie, że sukcesem jest otwartość umysłu na nowości, ale jednocześnie nie odrzuca zupełnie metod stosowanych przez lekarzy w klinikach. Tylko takie połączenie sił może przynieść sukces. Istnieje niestety jeden duży konflikt interesów. Firmy farmaceutyczne nie są zainteresowane tanimi lekami, których nie da się opatentować. I tu pojawia się problem z rozwojem i badaniami klinicznymi tych leków czy metod. Musimy znaleźć jakiś zdrowy rozsądek i kompromis, tylko celem nie mogą być wyłącznie pieniądze. Jest dla mnie oczywistym, że należy zawsze szukać przyczyny choroby, a nie leczyć jej objawy. Niestety tak się leczy obecnie choroby przewlekłe, podawaniem leków usuwających objawy choroby, a nie jej przyczyny. Wynik? Wieczny pacjent.

W książce znajdziemy właśnie takie właściwe podejście. Dr Andreas Puttich znakomicie opisuje przyczyny choroby nowotworowej i podaje udokumentowane metody leczenia przyczynowego, a nie leczenia objawów. To wielka odwaga we współczesnym świecie. Sam stosuję takie leczenie i doskonale wiem, z jakimi problemami trzeba się mierzyć i jak trudno jest walczyć z systemem. Przez wiele lat pracy jako lekarz nie rozumiałem tego podejścia, zaufałem wiedzy medycznej, którą zdobyłem na studiach. Konsekwencja jest dobra, jednak nie w błędzie. Widząc brak efektów leczenia lekami, również zacząłem poszukiwać innych metod. Okazało się to dobrym wyborem i stało się to pasją mojego życia. Dlatego tak bardzo cieszy mnie, że i inni lekarze poszli tą samą drogą i osiągają sukcesy. Bo muszą je osiągać, ponieważ innej drogi nie ma. Jest dla mnie fascynujące, że leki o zupełnie innym przeznaczeniu okazały się skuteczne w leczeniu zupełnie innych chorób. Jeszcze do niedawna uważałem, że nie ma i nie będzie leku na leczenie nowotworów. Przyznaję, że na szczęście się myliłem. Warto podkreślić, że stosowanie opisanych w książce leków okazało się bardzo bezpieczne, co jest rzadkością wśród leków, szczególnie stosowanych w onkologii. Wystarczy przeczytać jakąkolwiek ulotkę leku – opis działań niepożądanych zajmuje w niej zazwyczaj większość miejsca. Autor zwraca szczególną uwagę na synergistyczne stosowanie jednocześnie kilku leków. Jest to oczywiście jedyna droga do zmniejszenia dawek, ograniczenia efektów ubocznych i uzyskania najlepszych efektów leczniczych. Opisywane mechanizmy „ucieczki" nowotworu przed leczeniem i wykorzystanie jego słabych stron są dla mnie jak czytanie kryminału. Mamy wielki problem w leczeniu onkologicznym, a żeby nie było nawrotów, musimy zniszczyć komórki macierzyste nowotworu. I tutaj medycyna akademicka jest praktycznie bezradna. Dr Puttich wykazuje, że wcale tak nie musi być. Są metody, żeby bardzo utrudnić życie tym komórkom, stosując terapie bezpieczne dla pacjentów.

Książkę czyta się z łatwością, jest pisana prostym językiem. Opisane metody mają solidne podstawy i są poparte liczną literaturą i, co najważniejsze, własnym doświadczeniem Autora. I to własne doświadczenie kliniczne, praca z pacjentami i obserwacja ich reakcji na stosowane leczenie przemawiają do mnie najbardziej.

Książkę tę powinni przeczytać wszyscy lekarze zajmujący się leczeniem pacjentów onkologicznych. Zdaję sobie jednak sprawę, że jest to niemożliwe. Nie każdy ma odwagę podążać drogą prawdy. Wygodniej jest płynąć z prądem. Osobiście uważam to za nudne, w myśl powiedzenia: „Tylko martwe ryby płyną z prądem". Gorąco polecam tę wyjątkową pozycję na rynku. Powinna ona stanowić inspirację dla osób prowadzących badania nad opanowaniem choroby nowotworowej.

prof. dr hab. n. med. Andrzej Frydrychowski

Spis treści

Mel Gibson: *Mam trzech przyjaciół. Wszyscy trzej mieli raka w IV stadium. Teraz wszyscy trzej są już wolni od raka – a mieli naprawdę poważne problemy.*

Joe Rogan: *Co zażywali?*

Mel Gibson: *Przyjmowali leki... o których już słyszałeś.*

Joe Rogan: *Iwermektyna? Fenbendazol?*

[Gibson kiwa głową].

Z podcastu: *The Joe Rogan Experience*, odc. 2254, 9 stycznia 2025 roku

Przedmowa

Od ponad 35 lat w mojej praktyce lekarskiej wspieram pacjentów onkologicznych – zarówno uzupełniając leczenie konwencjonalne, jak i oferując terapię w formie samodzielnej, alternatywnej opcji. Moja praca jest głęboko zakorzeniona w zasadach onkologii komplementarnej – w podejściu, które łączy mocne strony medycyny konwencjonalnej z innowacyjnymi, uzupełniającymi metodami, aby zmaksymalizować szanse pacjentów na wyzdrowienie i poprawić jakość ich życia. W tej książce szczegółowo przedstawiam te zasady i pokazuję, w jaki sposób iwermektyna – lek o niezwykłym potencjale – może zmienić sytuację chorych zarówno samodzielnie, jak i w połączeniu z innymi terapiami. Moim celem jest zaoferowanie nadziei i wskazówek pacjentowi, członkowi rodziny chorego i innym zainteresowanym osobom poprzez dzielenie się wiedzą naukową i praktycznym doświadczeniem w zrozumiały sposób.

Moich pacjentów można podzielić na dwie grupy, z których obie odnoszą korzyści z onkologii komplementarnej. Pierwsza grupa odrzuca konwencjonalne metody leczenia, takie jak chemioterapia czy radioterapia, często z przekonania, strachu przed skutkami ubocznymi lub po rozczarowujących doświadczeniach. W rezultacie całkowicie polegają na alternatywnych metodach mających na celu wzmocnienie organizmu i naturalną walkę z rakiem. Druga grupa podąża za zaleceniami medycyny konwencjonalnej, ale szuka dodatkowych sposobów na zwiększenie szans na wyzdrowienie i zminimalizowanie skutków ubocznych. Obie grupy mają jedną wspólną cechę: szukają rozwiązań, które wykraczają poza standardowy repertuar. W mojej praktyce lekarskiej widzę imponujące wyniki, gdy stosujemy iwermektynę i inne substancje uzupełniające, takie jak fenbendazol – zarówno jako samodzielną terapię dla pierwszej grupy, jak i w połączeniu z konwencjonalnymi metodami leczenia dla grupy drugiej. Iwermektyna jest elastyczna i skuteczna, niezależnie od tego, czy zdecydujesz się na medycynę konwencjonalną, czy chcesz wybrać alternatywną drogę.

Książka ta adresowana jest do każdego, kto ma do czynienia z tematem raka – czy to jako pacjent, członek rodziny czy po prostu osoba zainteresowana tym zagadnieniem. Kieruję ją zarówno do tych, którzy przechodzą konwencjonalne terapie medyczne, takie jak chemioterapia, radioterapia lub terapie przeciwciałami, jak i do tych, którzy zdecydowanie odrzucają takie terapie i szukają niezależnych rozwiązań. Iwermektyna rozwija swój niezwykły potencjał w obu scenariuszach. W połączeniu z konwencjonalnymi terapiami, często prowadzi do wyników, które zadziwiają nawet doświadczonych onkologów. Po zakończeniu cykli chemioterapii często słyszę od pacjentów, że ich lekarze są zdumieni i mówią: „Nigdy wcześniej czegoś takiego nie widziałem" albo ich krewni donoszą, że profesor szepnął tylko: „To było niezwykłe szczęście". Reakcje te nie są przypadkowe – odzwierciedlają działanie iwermektyny, która sprawia, że guzy są bardziej wrażliwe na konwencjonalne metody leczenia, przez co wspomaga proces zdrowienia. Jednocześnie opisy przypadków pacjentów stosujących iwermektynę jako monoterapię pokazują imponującą regresję guza i poprawę jakości życia, podkreślając wszechstronność tego leku.

Z naukowego punktu widzenia iwermektyna atakuje komórki nowotworowe na wielu poziomach, co wyjaśnia jej skuteczność zarówno w pojedynkę, jak i w zestawieniu z innymi terapiami. Przełamuje oporność nowotworów na chemioterapię lub radioterapię poprzez blokowanie szlaków sygnałowych, które pozwalają na przeżycie komórek nowotworowych. Zwiększa tym samym wrażliwość guzów na te metody leczenia, przez co wzmacnia działanie chemioterapii i radioterapii.

Takie rezultaty biochemiczne nie są jedynie koncepcjami, ale mierzalnymi faktami, które zostały potwierdzone w badaniach naukowych. Pacjentom, którzy nie decydują się na konwencjonalną medycynę, iwermektyna również daje pewne możliwości, ponieważ działa bezpośrednio na komórki nowotworowe, zakłóca ich mechanizmy wzrostu i hamuje rozrost nowotworu. Obecnie brakuje jednak badań porównawczych na dużą skalę, aby określić ilościowo pełny wpływ iwermektyny na leczenie. Przekonujących dowodów dostarczają natomiast opisy przypadków z całego świata – często dotyczą one pacjentów, którzy stosowali iwermektynę i fenbendazol niezależnie, jako monoterapię. Raporty te pokazują powtarzające się wzorce cofania się guza, spowolnienie rozwoju choroby i poprawę jakości życia, które nie powinny być ignorowane i wskazują na ogromny potencjał tego leczenia.

Niniejsza książka zawiera kompleksowe omówienie iwermektyny i innych leków przeciwpasożytniczych w terapii nowotworów, które jest istotne zarówno dla pacjentów w leczeniu konwencjonalnym, jak i bez niego. Każdy rozdział łączy ustalenia naukowe – poparte badaniami – z praktycznymi przykładami, często z udokumentowanych opisów przypadków. Terminy techniczne, takie jak „angioneogeneza" lub „apoptoza", są nieuniknione, aby zachować precyzję, ale zostały wyjaśnione w zrozumiały sposób, tak aby czytelnik mógł zrozumieć treść, nawet jeśli nie posiada dogłębnej wiedzy biochemicznej. Moim celem jest przekazanie wiedzy na temat mechanizmów działania iwermektyny i pozostałych leków, o których piszę w tej książce, zarówno jako uzupełnienia medycyny konwencjonalnej, jak i niezależnej terapii alternatywnej.

Aby treść była przystępna dla odbiorców, każdy rozdział kończy się podsumowaniem napisanym w sposób prosty i zrozumiały dla wszystkich. Sekcje te podsumowują kluczowe wiadomości prostym, nienaukowym językiem i skierowane są bezpośrednio do Ciebie – niezależnie od tego, czy to Ty zostałeś dotknięty chorobą, jesteś krewnym chorego, czy po prostu interesuje Cię to zagadnienie. Dzięki temu możliwości iwermenktyny stają się zrozumiałe bez konieczności pojmowania każdego biochemicznego szczegółu. Niezależnie od tego, czy zdecydujesz się na terapię skojarzoną, czy wybierzesz alternatywną drogę, te fragmenty pokażą Ci, w jaki sposób iwermektyna może być zastosowana w Twoim przypadku.

Po dziesięcioleciach pracy jako lekarz onkologii komplementarnej jestem przekonany, że konwencjonalne leczenie raka za pomocą chirurgii, terapii przeciwciałami i chemioterapii, które ignoruje leczenie uzupełniające, na przykład za pomocą iwermektyny, nie wykorzystuje istotnego potencjału. Uważam, że rezygnacja ze wspomagającego działania leków uzupełniających byłaby wręcz zaniedbaniem. Pozytywne doświadczenia dowodzą, że mam rację. Dlaczego nie mielibyśmy skorzystać z możliwości, która nie niesie ze sobą prawie żadnego ryzyka i nie jest zbyt droga? Nie ma ku temu żadnego rozsądnego powodu, chyba że jesteś przeciwny jakimkolwiek alternatywnym opcjom leczenia.

Czy to jako monoterapia dla tych, którzy odrzucają medycynę konwencjonalną, czy jako wsparcie dla konwencjonalnych metod leczenia, iwermektyna oferuje elastyczne rozwiązania dostosowane do indywidualnych potrzeb pacjentów. Zbadanie tych możliwości jest nie tylko opcją, ale i obowiązkiem.

Ta książka zachęca do spojrzenia z szerszej perspektywy. Medycyna nowotworowa stoi w obliczu zmiany paradygmatu, w której główną rolę odgrywają podejścia komplementarne, takie jak leczenie z wykorzystaniem iwermektyny. Zainspiruj się do bycia częścią tej zmiany i odkryj, jak razem możemy stworzyć nową nadzieję i możliwości leczenia.

W prostych słowach:

Wyobraź sobie, że walczysz z niewidzialnym wrogiem – rakiem – i nagle pojawia się pomocnik, który ostrzy twoją najsilniejszą broń. To iwermektyna w połączeniu z fenbendazolem i mebendazolem! W mojej praktyce lekarskiej od dekady obserwuję, jak leki te dają pacjentom nową nadzieję. Działają one niczym sprytni wspólnicy, którzy sprawiają, że chemioterapia i radioterapia są jeszcze bardziej skuteczne, tak że nawet lekarze konwencjonalni są zdumieni. To nie przypadek, ale czysta nauka! Ta książka pokazuje, jak iwermektyna osłabia nowotwory bez obciążania pacjenta. Każdy rozdział kończy się tak jak tutaj: prostymi słowami zachęty. Nie potrzebujesz żadnej specjalistycznej wiedzy, aby zrozumieć – wystarczy wola i odwaga, aby przekraczać granice. Zatem zmierz się z tym – Twoja szansa jest teraz!

Iwermektyna, mebendazol i fenbendazol nagle znalazły się w centrum uwagi, ponieważ osiągnęły imponujące efekty w walce z rakiem. Środki opracowane do walki z robakami i pasożytami mogą okazać się jedną z największych medycznych niespodzianek naszych czasów.

W ciągu ponad 40 lat praktyki lekarskiej w onkologii miałem kontakt z wieloma pacjentami, którzy poddawani byli nie tylko standardowym konwencjonalnym terapiom medycznym, takim jak chemioterapia, radioterapia lub terapia przeciwciałami, ale byli otwarci również na dodatkowe, wspomagające opcje leczenia i szczególnie ich poszukiwali. I właśnie w tym miejscu pojawia się zasada repurposingu (tłum. zmiana przeznaczenia): po co inwestować miliardy w rozwój nowych leków, skoro istnieją już zatwierdzone substancje czynne, które zwalczają komórki nowotworowe z zadziwiającą skutecznością?

W ostatnich latach ze zdumieniem obserwuję, jak leki przeciwpasożytnicze na nowo formułują zasady gry w leczeniu raka. To nie zwykłe suplementy, ale prawdziwa rewolucja w walce z nowotworami. Wyniki mówią same za siebie: wzrost guza spowalnia lub całkowicie się zatrzymuje, pacjenci, którzy byli już uważani za niekwalifikujących się do dalszej terapii, doświadczają zdumiewającej poprawy jakości życia i imponującego wydłużenia czasu przeżycia. W niektórych przypadkach dochodzi nawet do całkowitej remisji. A wszystko to dzięki lekom, które pierwotnie zostały opracowane w zupełnie innym celu.

W tym kontekście najbardziej fascynuje mnie reakcja moich kolegów ze szpitali uniwersyteckich. Wielokrotnie widzę pacjentów, którzy – często z rosnącą rezygnacją – przeszli wszystkie konwencjonalne terapie. Medycyna konwencjonalna oferuje im sekwencję chemioterapii, radioterapii i terapii celowanych, ale przychodzi moment, w którym guz przestaje reagować. Zamiast poprawy pojawiają się nowe komplikacje: uszkodzenia narządów spowodowane agresywnymi lekami chemioterapeutycznymi, choroby wtórne i ogólne wyczerpanie organizmu. Jest to męka dla pacjentów, ale także dla leczących ich lekarzy, którzy widzą, że ich możliwości terapeutyczne zostały wyczerpane.

Ale wtedy dzieje się coś niewiarygodnego: pacjent, który był uważany za przypadek beznadziejny, wraca do kliniki i wykazuje nieoczekiwany postęp. Guz się zmniejszył, poprawiły się wyniki krwi, a jego ogólny stan się ustabilizował. Lekarze, którzy wcześniej nie widzieli żadnych możliwości poprawy, stają teraz przed zagadką. Co się zmieniło? Skąd wziął się ten nagły sukces? Odpowiedź: to skutek połączenia sprawdzonych metod terapii onkologicznej i uzupełniającej, w szczególności ukierunkowane stosowanie wcześniej wymienionych leków w tym obszarze. Jednak zamiast naukowo zbadać mechanizmy stojące za tymi sukcesami, zjawisko to jest często opisywane jako cud, cudowne lekarstwo lub jako nieprawdopodobny łut szczęścia. Nie jest to jednak przypadek. I nie zdarza się to sporadycznie, a coraz częściej.

Działanie leków przeciwpasożytniczych, takich jak iwermektyna, mebendazol i fenbendazol, jest obecnie dobrze udokumentowane. Atakują one komórki nowotworowe za pomocą różnych mechanizmów: zakłócają podstawowe procesy podziału komórek, blokują wzrost nowych naczyń krwionośnych, generują stres oksydacyjny, który powoduje, że komórki nowotworowe umierają w ukierunkowany sposób i – co być może najbardziej ekscytujące – sprawiają, że oporne komórki nowotworowe stają się ponownie podatne na konwencjonalne terapie medyczne. To sprawia, że te leki są prawdziwym przełomem.

Dzieje się tak, ponieważ wiele terapii przeciwnowotworowych kończy się niepowodzeniem nie z powodu samego guza pierwotnego, ale ze względu na zdolność komórek nowotworowych do przystosowania się do nowej sytuacji spowodowanej terapią i uodpornienia się na chemioterapię lub radioterapię. Właśnie w tym miejscu wkraczają wspomniane wcześniej leki: wywierają one presję na nowotwór, czyniąc go podatnym, zmniejszając jego oporność i drastycznie zwiększając skuteczność standardowej terapii.

Istnieją niezliczone opisy przypadków pacjentów, u których chemioterapia lub radioterapia po pewnym czasie przestały być skuteczne. Jednak po włączeniu tych nowych metod terapeutycznych skuteczność nagle powróciła – guzy ponownie się zmniejszyły, przerzuty ustąpiły, a jakość życia uległa wymiernej poprawie. To, co często jest odrzucane w medycynie klinicznej jako niewytłumaczalne zjawisko, w rzeczywistości jest niczym innym jak logiczną konsekwencją właściwej terapii skojarzonej.

Medycyna konwencjonalna stopniowo zaczyna interesować się tymi nowymi metodami, ale konieczne jest ich gruntowne przemyślenie. Należy przestać walczyć z rakiem za pomocą tych samych starych strategii i oczekiwać, że wyniki same się poprawią. Postęp nie zawsze polega na opracowywaniu przez przemysł farmaceutyczny nowych rozwiązań wartych miliardy dolarów, ale często na inteligentnym wykorzystaniu istniejących składników aktywnych. Leki takie jak iwermektyna czy mebendazol są bezpieczne, niedrogie i od kilku dekad wykorzystywane w medycynie. Zignorowanie ich ogromnego potencjału w onkologii byłoby zaniedbaniem.

Przyszłość terapii przeciwnowotworowej widzę w płynnym połączeniu medycyny konwencjonalnej i innowacyjnych, komplementarnych metod. Nie chodzi o przeciwstawianie jednego podejścia drugiemu – chodzi o połączenie tego, co najlepsze, z każdego ze światów.

Pacjenci odnoszą największe korzyści, gdy myślimy nieszablonowo, odrzucamy uprzedzenia i skupiamy się na tym, co naprawdę ważne: najlepszej możliwej terapii dla każdej osoby. Jesteśmy u progu zmiany paradygmatu w onkologii. Pytanie nie brzmi już, czy te leki mogą pomóc, ale jak długo potrwa, zanim ich pełny potencjał zostanie rozpoznany i wykorzystany.

Wstęp

Wyobraźmy sobie, że trzy zwykłe leki – iwermektyna, fenbendazol i mebendazol – pierwotnie opracowane w celu zwalczania pasożytów, mogą być kluczem do rozwiązania jednego z największych wyzwań medycznych ludzkości: raka i jego leczenia.

Substancje te, które są bezpiecznie stosowane od dekad, nigdy nie miały na celu zwalczania nowotworów. Obecnie jednak wywołują poruszenie na całym świecie, ponieważ pojawiają się doniesienia o całkowitych remisjach, będących skutkiem ich stosowania. Tak, całkowite remisje! Mówimy o guzach, które znikają, i przerzutach, które rozpływają się w powietrzu – o czymś, co wcześniej uważano za praktycznie niemożliwe.

Zaskakująca rzecz: leki te mają działanie, które wykracza daleko poza ich pierwotną funkcję przeciwpasożytniczą. Społeczność medyczna jest tym faktem w równym stopniu zafascynowana i zdumiona. Oczywiście dotychczasowe doniesienia są anegdotyczne – to znaczy opierają się na indywidualnych studiach przypadków i obserwacjach, bez twardych danych opartych na badaniach klinicznych. Ale właśnie dlatego musimy kopać głębiej! Czy kiedykolwiek mieliśmy okazję zbadać zjawisko, w którym na całym świecie odnotowywano całkowite wyleczenia z nowotworów wcześniej uważanych za nieuleczalne? To nie przypadek, że te historie pochodzą ze wszystkich zakątków świata. To nie są bajki, ale prawdziwe, udokumentowane przypadki.

Od ośmiu lat pracuję z zastosowaniem tych terapii w mojej prywatnej praktyce w Niemczech, łącząc je z metodami onkologicznymi. Wyniki, które osobiście zaobserwowałem, są po prostu zdumiewające. Nie mogę i nie będę ignorować tego efektu. Dlatego postawiłem sobie za cel zrozumienie mechanizmów stojących za tymi zjawiskami i zbadanie ich z naukową precyzją. Być może jesteśmy na początku rewolucji w medycynie nowotworowej.

Jeśli dotychczasowe wyniki zostaną potwierdzone w szerszych badaniach, możemy stać u progu fundamentalnej zmiany, zupełnie nowego podejścia do leczenia raka. Możliwość zainicjowania transformacji w onkologii za pomocą znanych, bezpiecznych i tanich leków jest więcej niż ekscytująca – jest potencjalnie przełomowa. Dołącz do mnie w tej fascynującej podróży i wspólnie odkryjmy, co jest możliwe!

Na całym świecie istnieje około 200 różnych diagnoz onkologicznych – niesamowita różnorodność typów nowotworów, z których każdy powstaje w określonych tkankach, takich jak skóra, płuca, wątroba lub krew. Ale to właśnie tutaj zaczyna się złożoność. Nowotwory te można sklasyfikować nie tylko według tkanki, z której pochodzą, ale także według ich właściwości molekularnych i biologicznych. Oznacza to, że nie mówimy tylko o rodzajach raka, ale o kalejdoskopie podtypów, które sprawiają, że każdy indywidualny przypadek jest wyjątkowy.

Liczby robią wrażenie: niemal każdy rodzaj raka ma kilka podtypów, różniących się cechami molekularnymi, genetycznymi lub histopatologicznymi - według szacunków dotyczy to nawet 80–90% wszystkich diagnoz onkologicznych. Rak piersi? Wyróżniamy podtypy z receptorami hormonalnymi, formy HER2-dodatnie i tzw. warianty potrójnie ujemne. Rak płuca? Dzieli się na drobnokomórkowy i niedrobnokomórkowy, a ten drugi obejmuje m.in. gruczolakoraka i raka płaskonabłonkowego. Są też chłoniaki: chłoniak Hodgkina i chłoniaki nieziarnicze z podtypami, takimi jak chłoniak rozlany z dużych komórek B (DLBCL) czy chłoniaki grudkowe. A to zaledwie wierzchołek góry lodowej. Szybki rozwój genomiki i biologii molekularnej pozwala identyfikować coraz więcej nowych podtypów, co przekłada się na bardziej precyzyjne diagnozy i skuteczniejsze terapie.

Tu jednak pojawia się ogromne wyzwanie: z tych szacunkowych danych wynika niesamowita różnorodność ponad 600 różnych diagnoz (włącznie z podtypami) w przypadku chorób nowotworowych. A to oznacza, że potrzebujemy równie wielu konkretnych podejść terapeutycznych. Oczywiście każde leczenie wymaga zatwierdzonej terapii, co z kolei oznacza, że teoretycznie musielibyśmy opatentować i zatwierdzić 600 różnych leków, aby pokryć ten ogromny zakres nowotworów. A jest to prawdopodobnie dalekie od maksimum, ponieważ jak wspomniano powyżej, regularnie identyfikowane są nowe podtypy.

Wymagania są ogromne: każdy lek przechodzi przez niezwykle złożony system opracowywania i zatwierdzania, zanim jeszcze zostanie uznany za lek na określony rodzaj raka. To z kolei pokazuje nam bardzo wyraźnie jedną rzecz: stoimy nie tylko przed gigantycznym zadaniem medycznym, ale także gigantycznym zadaniem logistycznym i naukowym. Jeśli chcemy sprostać temu wyzwaniu, potrzebujemy nie tylko rewolucyjnej nauki, ale także zupełnie nowego sposobu myślenia.

Opracowanie i zatwierdzenie pojedynczego leku onkologicznego kosztuje 1–2 miliardy dolarów – a to dopiero początek. Liczby te są ogromne i w zależności od złożoności leku, badań klinicznych i wymogów regulacyjnych w różnych krajach, mogą wzrosnąć jeszcze bardziej. Dlaczego? Ponieważ proces ten jest niezwykle czasochłonny: od badań przedklinicznych i szeroko zakrojonych testów na zwierzętach, po identyfikację odpowiednich składników aktywnych. Sama pierwsza faza pochłania często setki milionów dolarów.

Następnie przeprowadzane są badania kliniczne. Trzy fazy, każda trudniejsza i droższa od poprzedniej. Badania fazy III, które obejmują od kilkuset do tysiąca pacjentów, mogą kosztować nawet kilkaset milionów dolarów. A nawet wówczas cel pozostaje odległy: kryteria regulacyjne wymagają precyzji, niezliczonych zastosowań i zgodności ze wszystkimi międzynarodowymi standardami – to jest prawdziwa przeszkoda.

Szokujące jest to, że większość z tych leków nigdy nie trafia na rynek. Spośród 100 testowanych substancji czynnych tylko 5–10% udaje się wprowadzić na rynek, podczas gdy pozostałe 90–95% kończy się niepowodzeniem. Dla pacjentów biorących udział w badaniach oznacza to wysokie prawdopodobieństwo (90–95%), że otrzymają nieskuteczny lek. Jest to trudna rzeczywistość badań medycznych – a jednak jest to jedyna droga naprzód.

Wyobraźmy sobie teraz, że musielibyśmy ponieść te ogromne koszty i wysiłki dla ponad 600 znanych diagnoz raka. Każda diagnoza wymaga osobnej terapii, a każdy lek osobnego pozwolenia. Mówimy tu o niewyobrażalnych sumach pieniędzy przeznaczonych tylko na leczenie znanych rodzajów raka. A jednak wyniki są rozczarowujące: w ciągu ostatnich 20 lat dokonano niewielu przełomowych postępów w onkologii. Najczęstsze rodzaje raka pozostają trudne do leczenia.

Są jednak promyki nadziei – historie sukcesu, które pokazują, co jest możliwe. Na przykład rak jądra jest jednym z najłatwiej uleczalnych nowotworów, a wskaźnik wyleczeń wynosi ponad 95% dzięki zoptymalizowanym chemioterapiom z użyciem leków takich jak cisplatyna. Leczenie przewlekłej białaczki szpikowej (CML) przeszło rewolucję dzięki terapiom celowanym takim jak imatynib (Gleevec) – pacjenci leczeni tym lekiem często mogą prowadzić prawie normalne życie. W przypadku czerniaka, immunoterapie takie jak niwolumab (Opdivo - przyp. red.) i pembrolizumab (Keytruda - przyp. red.), a także inhibitory BRAF (np. wemurafenib lub dabrafenib - przyp. red.) znacznie poprawiły rokowania w przypadkach z przerzutami. W przypadkach chłoniaka Hodgkina i niektorych chłoniaków nieziarniczych pacjenci odnoszą korzyści z terapii skojarzonych, takich jak R-CHOP i terapie przeciwciałami takimi jak rytuksymab, z odsetkiem wyleczeń wynoszącym ponad 90% we wczesnych stadiach.

Szczególnie imponujące są postępy w leczeniu nowotworów wieku dziecięcego, takich jak ostra białaczka limfoblastyczna (ALL), gdzie terapie multimodalne zwiększyły odsetek wyleczeń do ponad 90%.

To pokazuje nam, że przyszłość onkologii leży nie tylko w dużych sumach pieniędzy, ale w ukierunkowanym myśleniu, odważnych innowacjach i przełomowych podejściach. Nadszedł czas, aby na nowo zdefiniować sposób leczenia raka.

Wspomniane pozytywne przykłady nie powinny jednak wprowadzać nas w błąd. Chociaż postępy poczynione w przypadku niektórych rodzajów raka są zadowalające, rokowania dla wielu jego rodzajów, takich jak rak trzustki lub glejak, pozostają katastrofalnie złe. Około 95% wszystkich raków – czyli 95% wszystkich pacjentów onkologicznych – nie jest dziś leczonych znacznie lepiej niż 20 lat temu. Często celem jest jedynie zmniejszenie rozmiaru guza, poprawa wyników lub – w najlepszym wypadku – przedłużenie życia. Mało kto mówi jednak o prawdziwym wyleczeniu.

Dlaczego tak się dzieje, pomimo ogromnych wysiłków finansowych i naukowych? Być może dlatego, że zbyt często postrzegamy raka jako zbiór pojedynczych chorób. To tak, jakby botanik skrupulatnie badał każde pojedyncze drzewo, ale tracił z oczu cały las. Koncentruje się tak bardzo na strukturze kory i jej wzorach, że umyka mu fakt, że wszystkie te drzewa razem tworzą las. Wierząc, że może uzyskać głębszy wgląd naukowy poprzez dokładne zbadanie powierzchni, pomija szerszy obraz – złożoną naturę całego ekosystemu. Tym, czego potrzebujemy, jest perspektywa z góry – widok z lotu ptaka. Tylko wtedy będziemy w stanie zrozumieć całość i znaleźć nowe sposoby na osłabienie lub zabicie komórek nowotworowych.

Jednym z możliwych podejść byłoby odrzucenie percepcji raka jako 600 różnych chorób na rzecz postrzegania go jako jednej fundamentalnej choroby. W końcu wszystkie nowotwory mają tę samą przyczynę: niekontrolowany wzrost komórek nowotworowych. Należy zatem skupić się nie tyle na wielu różnych chorobach, co na samej komórce nowotworowej. To jest klucz do sukcesu. Takie podejście jest jednak często sprzeczne z interesami przemysłu farmaceutycznego, który generuje swoje zyski głównie dzięki konkretnym lekom na poszczególne choroby. Te „przebojowe" leki są opracowywane w celu zarobienia miliardów, a nie w celu badania podstawowych mechanizmów choroby. Taka jest gorzka prawda. Ale czy to naprawdę właściwe podejście?

Być może powinniśmy wziąć przykład z pionierskich naukowców, takich jak prof. dr Otto Warburg, który ponad 100 lat temu badał podstawowe mechanizmy działania komórek nowotworowych i za swoją pracę otrzymał Nagrodę Nobla. Jego odkrycia są nadal bezcenne. Nowoczesne podejścia, takie jak nasza terapia iwermektyną, opierają się na mechanizmach odkrytych wówczas przez Warburga. Takie skupienie się na komórce nowotworowej jako wspólnej przyczynie może być decydującym krokiem w kierunku sprostania wyzwaniom współczesnej onkologii.

Szacunki mówiące o kwocie 1–2 miliardów dolarów na opracowanie i dopuszczenie do obrotu pojedynczego leku przeciwnowotworowego ilustrują wyzwanie, przed jakim stoimy. Jednocześnie szacuje się, że na całym świecie istnieje już od 20 000 do 25 000 substancji czynnych dopuszczonych do stosowania w medycynie ludzkiej, które są stosowane w różnych lekach i kombinacjach. Łącznie mamy ponad 300 000 zatwierdzonych leków – to ogromne zasoby, które moglibyśmy wykorzystać bez konieczności dokonywania najpierw ogromnych inwestycji.

W prostych słowach: Komórka rakowa – jeden wróg, niezależnie od tego, gdzie jest zlokalizowany

O raku nie należy myśleć jak o setkach różnych chorób, ale jak o jednym przebiegłym wrogu: komórce nowotworowej. Niezależnie od tego, czy znajduje się w piersi, płucach czy w innym miejscu, ta komórka jest mózgiem, który sprawia, że guzy rosną. Na początku może to brzmieć sprzecznie, ale to dobra wiadomość, ponieważ kiedy atakujemy komórkę rakową, uderzamy w raka – bez względu na to, gdzie się znajduje czy jak się nazywa! To tak, jakbyśmy znaleźli tajny klucz, który otwiera każdy zamek zbudowany przez raka. Zamiast gubić się w lesie diagnoz, skupiamy się na prawdziwym winowajcy – a to znacznie ułatwia walkę. To nowe spojrzenie jest jak promień światła, który przynosi nadzieję: możemy walczyć z rakiem w dowolnym miejscu w organizmie, stosując inteligentne strategie, które celują bezpośrednio w komórkę nowotworową. Nie trzeba mieć tytułu naukowego, by to zrozumieć – wystarczy odwaga, by podążać tą ścieżką.

Repurposing. Stare klucze do nowych sposobów walki z rakiem

Lek, który od dziesięcioleci pomaga zwalczać pasożyty, może nagle pokonać raka. To, co brzmi jak marzenie, jest rzeczywistością – dzięki sprytnemu rozwiązaniu, które nazywamy repurposingiem. To jak znalezienie ukrytego skarbu w starej skrzynce z narzędziami – leki, które od dawna znamy, otwierają nowe drzwi do leczenia. Ta strategia jest nie tylko sprytna, ale stanowi rewolucję, która sprawia, że medycyna jest szybsza, tańsza i dostępna dla wszystkich. Zastanówmy się wspólnie, dlaczego repurposing może zmienić przyszłość leczenia raka – i co to oznacza dla Ciebie.

Repurposing oznacza stosowanie leków, które zostały opracowane dla konkretnej choroby, w przypadku zupełnie nowych wyzwań. Dlaczego to działa? Cóż, wiele składników aktywnych ma ukryte talenty, które wykraczają poza ich pierwotne przeznaczenie. Wyobraź sobie szwajcarski scyzoryk: został zbudowany do jednej rzeczy, ale jego ostrza mogą zrobić znacznie więcej niż tylko ciąć. Tak jest w przypadku iwermektyny, która zwalcza pasożyty, ale może również zatrzymać komórki rakowe poprzez odcięcie ich źródeł energii. Fenbendazol, inny lek przeciwpasożytniczy, atakuje strukturę komórek nowotworowych, aby nie mogły się już dzielić. A metformina, znana z zastosowania w terapii cukrzycy, może nie tylko spowalniać nowotwory, ale także spowalniać starzenie. Odkrycia te nie są dziełem przypadku, ale wynikiem testów, które pokazują, jak wszechstronne są nasze leki.

Być może zadajesz sobie teraz pytanie: jak znajdujemy takie skarby? Naukowcy wykorzystują nowoczesne metody, aby przetestować leki. Sprawdzają, jak lek działa w organizmie, jakie przełączniki przełącza i czy te przełączniki odgrywają również jakąś rolę w innych chorobach. W przypadku iwermektyny naukowcy odkryli, że blokuje ona ważny szlak sygnałowy w komórkach raka prostaty, który umożliwia wzrost guzów. Fenbendazol natomiast niszczy drobne struktury w komórkach nowotworowych, które są kluczowe dla ich przetrwania. Odkrycia te są jak nowe spojrzenie na starych przyjaciół: już ich znamy, ale dopiero teraz widzimy, co naprawdę potrafią.

Największą zaletą tej strategii jest bezpieczeństwo. Leki takie jak iwermektyna lub lek żołądkowy cymetydyna były już stosowane u ludzi miliony razy. Wiemy dokładnie, jak działają, jakie dawki są bezpieczne i jakie skutki uboczne są możliwe. Z drugiej strony, nowe leki potrzebują lat, aby udowodnić swoje działanie – i często ostatecznie zawodzą. Repurposing oszczędza ten czas. To tak, jakbyśmy używali sprawdzonego mostu zamiast budować nowy. Ale jest jeszcze lepiej – te leki są tanie. Podczas gdy badania nad nowym lekiem na raka kosztują miliardy, leki o zmienionym przeznaczeniu są często dostępne za kilka euro. Daje to nadzieję, zwłaszcza ludziom w krajach, w których drogie terapie pozostają w sferze marzeń.

Kolejnym atutem jest czas. Nowe leki potrzebują dekady lub więcej, aby w końcu dotrzeć do pacjentów. Repurposing jest znacznie szybszy: ponieważ leki są już zatwierdzone, lekarze mogą z nich korzystać natychmiast, często w ramach badań lub specjalnego zastosowania. Dla pacjentów chorych na raka, którzy nie mają czasu do stracenia, jest to jak promyk światła w ciemności. Doświadczył tego pacjent z zaawansowanym rakiem prostaty w mojej praktyce: po dodaniu iwermektyny do jego terapii, poziom PSA dramatycznie spadł i pacjent poczuł się zdrowszy. Historie takie jak ta pokazują, co jest możliwe, gdy wybieramy inteligentne skróty.

Istnieją jednak przeszkody. Na przykład przemysł farmaceutyczny nie jest zbytnio zainteresowany zmianą przeznaczenia produktów. Dlaczego? Cóż, stare leki, takie jak iwermektyna, są nieopatentowane i dlatego nie generują prawie żadnych zysków. Duże firmy wolą zatem inwestować miliardy w nowe składniki aktywne, które następnie mogą zostać sprzedane po wysokiej cenie. To tak, jakby ignorować stary, sprawdzony samochód, aby zbudować błyszczący, ale drogi nowy model. Interesy te hamują badania, ponieważ badania kosztują, a bez patentów nie ma motywacji. Ale naukowcy również stoją przed wyzwaniami: nie każdy lek nadaje się do nowych zadań i potrzebujemy badań na dużą skalę, aby z całą pewnością udowodnić jego działanie. Opisy przypadków takie jak w tej książce, to początek, ale to tylko pierwszy krok.

Pomimo tych przeszkód, repurposing zmienia zasady gry, zwłaszcza w terapii nowotworów. Przy ponad 600 diagnozach nowotworów opracowanie unikalnego leku dla każdego z nich jest prawie niemożliwe. Repurposing oferuje tutaj rozwiązanie: leki takie jak iwermektyna celują w podstawowe mechanizmy, które są wspólne dla wielu nowotworów. To tak, jakbyśmy mieli klucz, który otwiera nie jeden, ale wiele zamków. Strategia ta może uprościć onkologię i sprawić, że terapie będą znacznie tańsze, nawet dla osób z biedniejszych regionów. Wystarczy to sobie wyobrazić: lek, który jest już w każdej aptece, może przynieść nadzieję nawet w najodleglejszych zakątkach świata.

Wykracza to poza zagadnienie raka. Na przykład lek przeciwcukrzycowy metformina jest obecnie testowany pod kątem jego zdolności do spowalniania starzenia. Iwermektyna jest również skuteczna w zwalczaniu przewlekłych stanów zapalnych lub infekcji wirusowych. Ta wszechstronność jest jak okno na nową medycynę, w której zacierają się granice między chorobami. Naukowcy na całym świecie pracują nad wykorzystaniem takich możliwości. Projekty takie jak bazy danych dla składników aktywnych o zmienionym przeznaczeniu pomagają przyspieszyć ten proces. Są jak mapy, które prowadzą nas do nowych skarbów.

Jesteśmy u progu rewolucji, ale wymaga ona odwagi. Lekarze, badacze i pacjenci tacy jak Ty napędzają ten ruch, otwierając nowe możliwości. Historie przedstawione w tej książce pokazują, co jest możliwe, gdy na nowo odkrywamy potencjał starych leków. Iwermektyna, mebendazol i fenbendazol, które przedstawiamy w kolejnych rozdziałach, to dopiero początek. Mogą one trwale zmienić onkologię, celując w guzy dokładnie tam, gdzie są one najbardziej wrażliwe. Droga do tego nie jest jednak łatwa. Potrzebujemy badań, wsparcia i woli walki z oporem.

Repurposing to znacznie więcej niż tylko sprytny pomysł – to wezwanie do ponownego przemyślenia medycyny. Mamy w rękach narzędzia i musimy tylko z nich skorzystać. Niech ta wizja Cię zainspiruje, ponieważ przyszłość leczenia raka może być bliżej, niż nam się wydaje. Razem możemy stworzyć nowe możliwości i dać nadzieję wielu osobom.

W prostych słowach: Stare leki – nowa nadzieja na walkę z rakiem

Wyobraź sobie, że w swojej starej skrzynce z narzędziami znajdujesz ukryty skarb – na tym właśnie polega repurposing! Leki takie jak iwermektyna, pierwotnie opracowane w celu zwalczania pasożytów, nagle stają się bohaterami w walce z rakiem. To jak odkrycie starego klucza, który otwiera nowy zamek! Leki te są bezpieczne, tanie i gotowe do natychmiastowego użycia – bez lat oczekiwania.

Powalają komórki nowotworowe na kolana bez uszczuplania portfela. Repurposing to sprytna sztuczka, która rewolucjonizuje medycynę.

Rak jako choroba pasożytnicza

Wyobraźmy sobie, że być może najbardziej przerażająca choroba ludzkości może mieć więcej wspólnego z pasożytami, niż kiedykolwiek myśleliśmy. Teoria ta jest równie fascynująca, co kontrowersyjna i przewija się nieustannie przez historię badań nad rakiem. Jednym z gigantów w tej dziedzinie był prof. Otto Warburg, niemiecki biochemik i laureat Nagrody Nobla, który dokonał przełomowych odkryć w latach dwudziestych XX wieku. Tak zwany efekt Warburga pokazuje, że komórki nowotworowe, pozyskując energię, preferują glikolizę, nawet gdy dostępna jest wystarczająca ilość tlenu. Warburg był przekonany, że zaburzony metabolizm energetyczny stanowi główną przyczynę raka – to radykalne inne myślenie od dominującego dziś poglądu, że w centrum problemu znajdują się mutacje genetyczne.

Praca Warburga wskazuje na fascynujące podobieństwa do teorii mówiącej, że komórki nowotworowe działają jak pasożyty. Pomysł, że komórki nowotworowe mogą pochodzić od pasożytów, został opracowany na początku XX wieku przez duńskiego patologa Johannesa Andreasa Griba Fibigera. Za swoją pracę Fibiger otrzymał Nagrodę Nobla w dziedzinie medycyny w 1926 roku.

Podobnie jak pasożyty, komórki nowotworowe rozwijają unikalne strategie przetrwania w żywicielu i wykorzystywania jego zasobów. Chociaż Warburg nie uważał raka za chorobę pasożytniczą, jego badania utorowały drogę dla alternatywnych metod, które postrzegają komórki nowotworowe nie tylko jako odchylenia genetyczne, ale jako ocalałe organizmy o właściwościach pasożytniczych.

Pomysł ten został podjęty w latach 90. przez naukowców takich jak Alexander Ogloblin i Tamara Lebedewa. Lebedewa była przekonana, że pierwotniaki – jednokomórkowe pasożyty – mogą być odpowiedzialne za rozwój raka. Leczyła pacjentów lekami przeciwpasożytniczymi, takimi jak metronidazol, i odnotowała spektakularne wyniki. Jej hipoteza brzmiała następująco: komórki nowotworowe mają wiele cech wspólnych z infekcjami pasożytniczymi – inwazyjny wzrost, odporność immunologiczną i żarłoczną konsumpcję składników odżywczych. Brzmi jak szaleństwo? Być może. Ale im więcej dowiadujemy się o lekach przeciwpasożytniczych, takich jak mebendazol, fenbendazol i iwermektyna, tym mniej nieprawdopodobne się to wydaje.

Jednak metronidazol, który Tamara Lebedewa stosowała podczas leczenia raka, jest bardzo silnym antybiotykiem o poważnych skutkach ubocznych i nie pozostaje obojętny dla organizmu. Nie nadaje się zatem jako rutynowa terapia raka w sensie repurposingu.

Metronidazol w terapii przeciwnowotworowej

Metronidazol to brutalna bestia wśród antybiotyków – wysoce skuteczny w zwalczaniu bakterii i pasożytów, ale z listą skutków ubocznych, która jest prawie tak długa, jak jego sukcesy. Trafia prosto do DNA zarazków i błyskawicznie się z nimi rozprawia, ale każdy, kto go zażywa, szybko zdaje sobie sprawę, że nie jest to bułka z masłem.

Pierwszą rzeczą, którą odczuwa wielu pacjentów, jest uporczywy metaliczny posmak w ustach. Często towarzyszą mu nudności, skurcze brzucha, a czasami ciężka biegunka. Ale to dopiero początek. Metronidazol atakuje układ nerwowy – mogą wystąpić bóle i zawroty głowy, mrowienie w kończynach, a nawet drgawki. Długotrwałe przyjmowanie leku grozi trwałym uszkodzeniem nerwów (tak, to poważna sprawa).

Co gorsza, w grę wchodzi też interakcja z alkoholem. Kieliszek wina? Bardzo zły pomysł. Metronidazol blokuje rozkład alkoholu, co prowadzi do natychmiastowego wystąpienia kaca – nudności, kołatania serca, uderzeń gorąca. Niektórzy przysięgają, że jest to najszybszy sposób, by rzucić picie.

Jakby tego było mało, istnieją doniesienia o wahaniach nastroju, halucynacjach i nastrojach depresyjnych – tak jakby lek ten całkowicie zmieniał koktajl chemiczny mózgu.

Krótko mówiąc, metronidazol jest lekiem silnym i niepozbawionym ryzyka. Wykonuje swoją pracę bezlitośnie, ale ma ona swoją cenę. Każdy, kto go przyjmuje, powinien być tego świadomy: to nie tylko antybiotyk – to broń chemiczna.

W latach siedemdziesiątych XX wieku w Niemczech dr Rudolf Weber również podążał tropem pochodzenia raka od pasożytów. Jego badania nad lekami przeciwmalarycznymi, takimi jak chlorochina, wykazały, że mogą one atakować nie tylko pasożyty, ale także komórki nowotworowe. W rezultacie zaobserwował u niektórych pacjentów zmniejszenie guzów nowotworowych – odkrycie to zapoczątkowało dalsze badania. Dziś wiemy, że leki takie jak mebendazol lub iwermektyna udowodniły w badaniach przedklinicznych, że mogą zatrzymać komórki nowotworowe poprzez ukierunkowane mechanizmy. Atakują one strukturę komórki, indukują zaprogramowaną śmierć komórki (apoptozę) i zakłócają procesy metaboliczne – podobnie jak u pasożytów.

Główny argument jest prosty, a jednocześnie rewolucyjny: komórki nowotworowe mają wiele cech wspólnych z pasożytami.

Są inwazyjne, zużywają nieproporcjonalnie dużo zasobów i umiejętnie omijają układ odpornościowy. Fakt, że leki przeciwpasożytnicze okazały się skuteczne w terapii raka, może zaprowadzić nas na zupełnie nową ścieżkę.

Kluczem do tego są odkrycia Ottona Warburga. Efekt Warburga nauczył nas, jak kluczowy dla przetrwania komórek nowotworowych jest metabolizm. I właśnie w tym miejscu pojawiają się terapie alternatywne: leki przeciwpasożytnicze, które zakłócają metabolizm, mogą na zawsze zmienić zasady gry w onkologii. Warburg przygotował grunt. Teraz nadszedł czas, aby zbadać te nowe metody i w pełni wykorzystać ich potencjał. Kto by pomyślał, że kluczem do wyleczenia raka mogą być leki opracowane niegdyś do walki z pasożytami? Przyszłość badań nad rakiem może się dopiero zaczynać.

Leki, które pierwotnie zostały opracowane przeciwko patogenom malarii – malaria jest chorobą pasożytniczą – mogą być kluczem do powalenia komórek nowotworowych na kolana. Substancje takie jak chlorochina i hydroksychlorochina blokują fundamentalny proces zwany autofagią – pewnego rodzaju mechanizm recyklingu, który komórki nowotworowe wykorzystują do przetrwania w ekstremalnych warunkach. Badania przedkliniczne pokazują, że blokada ta może drastycznie zmniejszyć wzrost guza poprzez zniszczenie zdolności komórek nowotworowych do przystosowania się do niekorzystnych warunków. Jest to rewolucyjne podejście, które wspiera ideę, że mechanizmy niszczące pasożyty mogą być również niezwykle skuteczne w przypadku komórek nowotworowych. W końcu oba opierają się na procesach komórkowych, które są specjalnie sabotowane przez te leki. Niestety leki pierwotnie stosowane przeciwko malarii, takie jak chlorochina i hydroksychlorochina, wiążą się z wieloma, czasem niebezpiecznymi, skutkami ubocznymi i wąskim zakresem terapeutycznym. Oznacza to, że nawet niewielkie odchylenia od tolerowanej dawki mogą prowadzić do zagrażającego życiu przedawkowania. To sprawia, że te dwa leki nie nadają się do powszechnego stosowania u pacjentów z rakiem.

Terapia przeciwnowotworowa a terapeutyczne okno leków przeciwmalarycznych

W farmakologii istnieje kluczowe pojęcie, które może decydować o życiu lub śmierci: okno terapeutyczne (zakres terapeutyczny). Brzmi technicznie? I słusznie – choć w istocie kryje się za nim coś bardzo prostego. Wyobraź sobie, że jedziesz sportowym autem po autostradzie bez ograniczeń prędkości. Jeśli jedziesz zbyt wolno, dotarcie do celu zajmie więcej czasu. Jeśli przesadzisz z prędkością, możesz wypaść z zakrętu. Terapeutyczne okno to właśnie ten bezpieczny zakres – prędkość, przy której docierasz do celu szybko, ale bezpiecznie.

Przenosząc to na działanie leków: chodzi o taką dawkę, która jest skuteczna, ale nie powoduje zatrucia. Zakres terapeutyczny określa różnicę między minimalną skuteczną dawką (czyli najmniejszą ilością leku wywołującą pozytywny efekt), a dawką toksyczną (czyli ilością, która wywołuje działania niepożądane lub wręcz może prowadzić do śmierci). Im większy ten zakres, tym bezpieczniejszy lek.

Przykład? Penicylina ma bardzo szerokie okno terapeutyczne. Nawet przy przypadkowym przyjęciu dziesięciokrotności standardowej dawki, zazwyczaj nie dochodzi do groźnych konsekwencji – organizm dobrze sobie z tym radzi. Zupełnie inaczej jest z chemioterapeutykami, które mają bardzo wąskie terapeutyczne okno. Dawka musi być dobrana co do miligrama – w przeciwnym razie lek niszczy nie tylko komórki nowotworowe, ale też zdrowe tkanki, wyrządzając duże szkody w całym organizmie. Z tego powodu leki o wąskim oknie terapeutycznym podawane są zazwyczaj pod ścisłą kontrolą lekarza – nawet niewielka pomyłka może mieć poważne skutki. Przykładowo chlorochina i hydroksychlorochina mają niewielki margines bezpieczeństwa: tutaj każdy miligram się liczy. Odchylenia od zalecanej dawki mogą skutkować śmiertelnymi skutkami ubocznymi.

Wniosek: okno terapeutyczne to zakres, w jakim lek działa bezpiecznie i skutecznie. Im szerszy ten zakres, tym większe bezpieczeństwo terapii.

Jednak teoria pasożytniczego pochodzenia raka wykracza daleko poza bezpośredni wpływ tych leków. Koncentruje się ona na fundamentalnych rozważaniach dotyczących mikrośrodowiska guza. Komórki nowotworowe tworzą rodzaj twierdzy, która chroni je przed układem odpornościowym i umożliwia im monopolizację zasobów gospodarza – dokładnie takie zachowanie obserwujemy również u pasożytów. Rozważania te opierają się na pracy profesora Ottona Warburga. Słynny efekt Warburga opisuje, w jaki sposób komórki nowotworowe wykorzystują nieefektywną glikolizę w celu uzyskania energii nawet w środowiskach bogatych w tlen – zachowanie przypominające pasożyty, które wykorzystują alternatywne szlaki metaboliczne, aby przetrwać we wrogim środowisku.

Hipoteza Tamary Lebedewej, że komórki nowotworowe mogą mieć pochodzenie pasożytnicze, była przez długi czas ignorowana, ale w ostatnich dziesięcioleciach nauka zaczęła zadawać podobne pytania. Leki przeciwpasożytnicze, które ingerują w procesy komórkowe komórek nowotworowych, dzięki swoim unikalnym mechanizmom działania zyskują coraz większą uwagę. Szczególnie interesujące i obiecujące są terapie skojarzone, w których leki przeciwpasożytnicze, takie jak iwermektyna, są łączone z tradycyjnymi, konwencjonalnymi metodami leczenia, takimi jak chemioterapia, radioterapia lub immunoterapia. Metody te mogą nie tylko zwiększyć skuteczność terapii, ale także rozwiązać jeden z największych problemów onkologii i przezwyciężyć oporność na leczenie.

Pomimo zrozumiałej euforii, oczywiście nadal wymagana jest ostrożność. Badania przedkliniczne przyniosły imponujące wyniki, ale badania kliniczne z udziałem pacjentów są niezbędne do określenia bezpieczeństwa, skuteczności i optymalnego dawkowania tych leków. Jednak wstępne doniesienia z zastosowań klinicznych są obiecujące: pacjenci, którzy oprócz konwencjonalnych terapii otrzymywali leki przeciwpasożytnicze, często wykazywali stabilizację choroby, a w niektórych przypadkach nawet regresję nowotworów. Takie wyniki nie są gwarantowane, ale otwierają nowy wymiar nadziei i inspirują do dalszych badań w tej dziedzinie.

Podsumowując, idea postrzegania raka jako choroby pasożytniczej może być nieortodoksyjna, ale opiera się na fascynujących obserwacjach i podejściach naukowych. Podobieństwa między komórkami nowotworowymi a pasożytami, w połączeniu z imponującymi mechanizmami działania leków przeciwpasożytniczych, dają cenną perspektywę dla przyszłości badań nad rakiem. Dzięki naukowcom takim jak Lebedewa, Weber i Warburg, którzy mieli odwagę rzucić wyzwanie istniejącym paradygmatom, możemy stać na progu zupełnie nowego zrozumienia i innowacyjnego leczenia raka.

W prostych słowach: Komórki rakowe – podstępni najeźdźcy na celowniku

Pomyśl o komórkach nowotworowych jak o przebiegłych pasożytach, które ukrywają się w Twoim ciele niczym nieproszeni intruzi. Kradną energię, budują ochronną fortecę, aby oszukać układ odpornościowy, i rosną w niekontrolowany sposób, jakby były obcymi zdobywcami. Brzmi przerażająco? Nie martw się: jest nadzieja! Komórki rakowe są tak podobne do pasożytów, że te same sztuczki, które powstrzymują pasożyty, mogą również zwalczać nowotwory! To tak, jakbyś postępował zgodnie z tajnym planem, aby pokonać wroga w jego własnej grze. To nowe spojrzenie na raka jest jak promień światła – pokazuje, że możemy być w stanie pokonać nowotwory za pomocą sprytnych, ukierunkowanych strategii, które od dawna trzymają pasożyty na dystans. Nie potrzebujesz żadnej specjalistycznej wiedzy, aby to zrozumieć – wystarczy odwaga, aby zobaczyć tę nową drogę.

I. Iwermektyna

1. Wprowadzenie do tematu iwermektyny

Wyobraź sobie niepozorną bakterię glebową zawierającą cząsteczkę, która nie tylko niszczy pasożyty, ale ratuje życie milionom ludzi – iwermektynę. To znacznie więcej niż zwykły środek przeciwpasożytniczy – to prawdziwy biochemiczny cud, który jeszcze nie ujawnił swojej pełnej mocy; chemiczne arcydzieło, które pokazuje, jak natura i współczesna nauka mogą współpracować w celu opracowania leków ratujących życie. Pod względem chemicznym iwermektyna należy do klasy makrocyklicznych laktonów, dużych związków o strukturze pierścieniowej, znanych ze swojej silnej aktywności biologicznej. Tym, co czyni tę cząsteczkę naprawdę wyjątkową, jest jej struktura: to mieszanina dwóch niemal identycznych form cząsteczki, które działają w pełnej harmonii. Różni je jedynie drobna zmiana w budowie łańcucha bocznego, lecz wspólnie tworzą wyjątkowo skuteczną broń przeciwko pasożytom.

Odkrycie tego zjawiska przez Satoshiego Ōmurę i Williama C. Campbella w latach siedemdziesiątych pokazuje, jak ciekawość naukowa może prowadzić do przełomowych odkryć medycznych. Od momentu wprowadzenia iwermektyna przyczyniła się do znacznego ograniczenia występowania takich chorób jak ślepota rzeczna (onchocerkoza) czy filarioza limfatyczna, za co jej twórcy zostali uhonorowani Nagrodą Nobla w dziedzinie fizjologii lub medycyny. Jednak historia iwermektyny wciąż się pisze.

Ostatnio lek ten przyciąga coraz większą uwagę w badaniach nad rakiem. W ostatnich dziesięcioleciach iwermektyna wykazała zaskakujące właściwości przeciwnowotworowe. Już w 1996 roku naukowcy z Uniwersytetu w Strasburgu odkryli, że iwermektyna może wzmacniać działanie leków chemioterapeutycznych w wielolekoopornych komórkach białaczki ludzkiej poprzez hamowanie glikoproteiny P (P-gp), która jest odpowiedzialna za uwalnianie leku z komórek nowotworowych.

W 2010 roku badacze z Ontario Cancer Institute w Kanadzie zidentyfikowali mechanizm działania iwermektyny, polegający na modulacji przepływu jonów chlorkowych w komórkach białaczkowych, co prowadziło do stresu oksydacyjnego i apoptozy (programowanej śmierci komórek). Te wczesne badania stanowiły fundament dla dalszych prac nad złożonymi mechanizmami przeciwnowotworowego działania iwermektyny. Obecnie trwają badania kliniczne mające na celu dalszą ocenę potencjału iwermektyny w terapii nowotworów. By wymienić tylko jeden przykład: badania fazy I/II, rozpoczęte w 2023 roku w Cedars-Sinai Medical Center, w którym analizuje się połączenie iwermektyny z inhibitorem punktów kontrolnych układu odpornościowego – lekiem o nazwie balstilimab – w przerzutującym potrójnie ujemnym raku piersi (2023).

Wszystkie współczesne badania sugerują, że iwermektyna ma niezwykłą zdolność do zakłócania różnych mechanizmów wzrostu guza. Wpływa na apoptozę – zaprogramowaną śmierć komórki – i może selektywnie przełączać komórki nowotworowe w tryb samozniszczenia. Ponadto wpływa na kluczowe szlaki sygnałowe, które odgrywają istotną rolę w rozwoju i przerzutach wielu typów nowotworów. Ta molekularna precyzja sprawia, że iwermektyna jest bardzo interesującym środkiem w terapii nowotworów.

Szczególnie fascynujący jest wpływ iwermektyny na efekt Warburga – nienaturalnie wysokie pobieranie glukozy i fermentację, charakterystyczne dla komórek nowotworowych. Iwermektyna działa w tym kontekście niczym „blokada cukru". Dodatkowo wywołuje toksyczny stres oksydacyjny (ROS) w komórkach nowotworowych, co znacząco osłabia ich zdolność do przetrwania. Podczas gdy zdrowe komórki potrafią się przed tym stresem bronić, komórki nowotworowe tracą odporność i obumierają. W ten sposób iwermektyna działa selektywnie na komórki złośliwe, oszczędzając zdrowe.

Oprócz bezpośredniego wpływu na komórki nowotworowe, iwermektyna ma również niezwykłe właściwości wzmacniające odporność. Może zmieniać mikrośrodowisko guza, co z kolei wzmacnia własną odpowiedź immunologiczną organizmu i sprawia, że guz jest bardziej podatny na dalsze terapie. W połączeniu z innymi substancjami czynnymi, takimi jak witamina B17, naltrekson lub tamoksyfen, iwermektyna wzmacnia ich działanie, zwiększając wrażliwość komórek nowotworowych na chemioterapię lub radioterapię.

Jednym z najbardziej interesujących obszarów zastosowania leku jest ukierunkowane zwalczanie nowotworowych komórek macierzystych. Te oporne populacje komórek są często odpowiedzialne za nawroty nowotworów i ich przerzuty. Iwermektyna specyficznie interweniuje w szlaki sygnałowe, które kontrolują przeżycie nowotworowych komórek macierzystych, a zatem może stać się decydującą bronią w walce z nowotworami opornymi na terapię.

Dane z dotychczasowych badań naukowych i obserwacyjnych są już zachęcające: badania przedkliniczne i studia przypadków pokazują imponujące remisje u pacjentów z agresywnymi nowotworami. W wysokich dawkach iwermektyna wydaje się dobrze tolerowana przy minimalnych skutkach ubocznych – co stanowi ogromną przewagę nad konwencjonalną chemioterapią.

Ponowne odkrywanie i wykorzystywanie starych leków – znane jako repurposing – może zrewolucjonizować przyszłość medycyny. Iwermektyna jest doskonałym przykładem tej zasady. Pokazuje, że innowacyjne podejście do leczenia nie zawsze wymaga miliardowych inwestycji w nowe leki, ponieważ ogromny postęp można osiągnąć dzięki istniejącym, niedrogim substancjom. Stanie się to możliwe, jeśli społeczność naukowa będzie nadal badać potencjał iwermektyny.

2. Biochemia i farmakologia iwermektyny – rewolucja w formie molekularnej

Mechanizm działania iwermektyny to wzorcowy przykład biochemicznej precyzji. Substancja ta oddziałuje bezpośrednio na układ nerwowy pasożytów, wiążąc się ze specyficznymi białkami – tzw. kanałami chlorkowymi aktywowanymi glutaminianem. Struktury te są niezbędne do życia pasożytów, ponieważ regulują przepływ jonów chlorkowych, umożliwiając przewodzenie sygnałów elektrycznych w komórkach nerwowych i mięśniowych.

Po związaniu iwermektyny z tymi kanałami, pozostają one trwale otwarte. Skutek? Niekontrolowany napływ jonów chlorkowych, który całkowicie paraliżuje komórki pasożyta. Pasożyt traci zdolność poruszania się, nie może się odżywiać – i obumiera.

Co istotne, iwermektyna działa bardzo selektywnie. Atakowane przez nią kanały chlorkowe nie występują u ludzi ani innych kręgowców. Dodatkowo bariera krew–mózg – naturalna ochrona ośrodkowego układu nerwowego – chroni organizm człowieka przed ewentualnym działaniem iwermektyny na mózg, co znacząco ogranicza ryzyko działań niepożądanych. Dzięki tym właściwościom iwermektyna jest nie tylko skuteczna, lecz także wyjątkowo bezpieczna.

Po podaniu doustnym iwermektyna szybko wchłania się w przewodzie pokarmowym i rozprzestrzenia po całym organizmie. Dzięki swoim właściwościom lipofilowym (czyli rozpuszczalności w tłuszczach) szczególnie dobrze kumuluje się w tkance tłuszczowej, skąd jest stopniowo uwalniana, co zapewnia jej długotrwałe działanie. W wątrobie metabolizowana jest przez układ enzymatyczny cytochromu P450, a następnie wydalana z kałem. Okres półtrwania wynoszący od 12 do 36 godzin sprawia, że iwermektyna utrzymuje się w organizmie na tyle długo, by skutecznie eliminować pasożyty.

Jednak prawdziwym atutem iwermektyny jest jej wpływ w skali całego świata. Zwalcza ona choroby takie jak ślepota rzeczna i filarioza limfatyczna, podnosząc poziom życia milionów ludzi. Precyzja, z jaką ta cząsteczka wiąże się z receptorem, jest biochemicznym cudem. Jej globalny sukces – zdolność do zmiany życia całych społeczności – czyni z niej ikonę nauki. Iwermektyna to nie tylko lek; to dowód na to, że nawet najmniejsze odkrycia mogą zmieniać świat. Triumf badań nad produktami naturalnymi i inspiracja dla tego, co nauka może jeszcze osiągnąć.

3. Iwermektyna – od próbki gleby do leku ratującego miliony

Początki iwermektyny sięgają lat siedemdziesiątych ubiegłego wieku, kiedy to japoński mikrobiolog i chemik Satoshi Ōmura poświęcił się badaniom nad mikroorganizmami glebowymi. Jaki był jego cel? Znalezienie związków, które mogłyby stać się lekami ratującymi życie. Jedna z jego próbek, pobrana w pobliżu pola golfowego na Honshu, zawierała niezwykłą bakterię: *Streptomyces avermitilis*. Odkrycie to pokazuje, jak wielkie przełomy często zaczynają się od zupełnych drobiazgów.

Ōmura przeanalizował związki chemiczne tej bakterii i natknął się na grupę substancji, które nazwał awermektynami. Ich właściwości przeciwpasożytnicze były imponujące, ale Ōmura wiedział, że potrzebuje współpracowników, aby w pełni wykorzystać potencjał odkrytych substancji. W tym miejscu na scenę wkroczył William C. Campbell, irlandzko-amerykański naukowiec z firmy Merck.

Campbell natychmiast dostrzegł znaczenie awermektyn i rozpoczął ze swoim zespołem prace w celu dalszego rozwoju cząsteczek. Modyfikacje chemiczne ostatecznie zaowocowały jeszcze bardziej stabilnym i skutecznym związkiem: iwermektyną.

Kiedy iwermektyna została po raz pierwszy wprowadzona jako lek weterynaryjny w 1981 roku, zrewolucjonizowała medycynę weterynaryjną. Chroniła zwierzęta hodowlane przed pasożytami takimi jak nicienie i roztocza, co zwiększyło wydajność rolnictwa na całym świecie. Ale to był dopiero początek.

Prawdziwa siła iwermektyny ujawniła się jednak, gdy dopuszczono ją do stosowania u ludzi. Była ona szczególnie skuteczna w zwalczaniu ślepoty rzecznej (*onchocerciasis*). Ta wyniszczająca choroba tropikalna, wywoływana przez pasożyta *Onchocerca volvulus*, doprowadziła do ślepoty milionów ludzi w Afryce, Ameryce Łacińskiej i Jemenie. Regularna dystrybucja iwermektyny w ramach globalnych programów zdrowotnych drastycznie zmniejszyła liczbę nowych zakażeń i zapobiegła niezliczonym przypadkom ślepoty. Działanie tego środka czyni go cudownym lekiem i jednym z największych osiągnięć współczesnej medycyny.

Za ich niesamowity wkład w globalne zdrowie, Satoshi Ōmura i William C. Campbell otrzymali Nagrodę Nobla w dziedzinie medycyny w 2015 roku. Ich odkrycia są doskonałym przykładem tego, jak nauka może nie tylko ratować życie, ale także zmieniać na lepsze życie całych społeczeństw.

Na tym jednak historia iwermektyny się nie kończy. W ciągu ostatnich dwóch dekad naukowcy na całym świecie badali jej inne możliwe zastosowania, w szczególności w terapii nowotworów. Badania pokazują, że iwermektyna może zakłócać różne procesy w komórkach nowotworowych i hamować ich wzrost. Różnorodność mechanizmów molekularnych wykorzystywanych w walce z nowotworami jest imponująca. Iwermektyna to nie tylko lek, ale symbol tego, jak pionierskie badania mogą stale otwierać nowe horyzonty.

Satoshi Ōmura, odkrywca iwermektyny

Satoshi Ōmura (ur. 12 lipca 1935 w Nirasaki, prefektura Yamanashi, Japonia) jest japońskim chemikiem, mikrobiologiem i farmakologiem, uważanym za jednego z wiodących ekspertów w dziedzinie badań nad produktami naturalnymi, w szczególności w odniesieniu do składników aktywnych pochodzących z mikroorganizmów.

Ōmura ukończył farmację na Uniwersytecie Yamanashi w 1963 roku, następnie uzyskał tytuł doktora farmacji na Uniwersytecie Tokijskim (1968), a w 1970 roku także doktorat z chemii organicznej na Uniwersytecie Tokijskim. Jego kariera akademicka zaprowadziła go na Uniwersytet Kitasato w Japonii, gdzie spędził większość swojej kariery naukowej. Jest znany ze swojego interdyscyplinarnego podejścia łączącego chemię, biologię i farmację.

W trakcie swojej kariery Satoshi Ōmura badał setki mikroorganizmów, z których wiele doprowadziło do opracowania nowych leków. Za odkrycie iwermektyny Ōmura otrzymał Nagrodę Nobla w dziedzinie medycyny w 2015 roku, wraz z Williamem C. Campbellem i Youyou Tu. Otrzymał również Nagrodę Laskera (2014) i inne wyróżnienia za swoje pionierskie badania.

Satoshi Ōmura jest naukowcem ze szczególną pasją do skarbów ukrytych w ziemi. Jego celem było znalezienie mikroorganizmów, które mogłyby wytwarzać substancje biologicznie czynne i potencjalnie tworzyć nowe leki. W latach siedemdziesiątych ubiegłego wieku pozornie mało spektakularny zbieg okoliczności doprowadził go do jednego z najważniejszych odkryć medycznych XX wieku: odkrycia bakterii glebowej Streptomyces avermitilis, *będącej źródłem przełomowego leku – iwermektyny.*

Ōmura regularnie zbierał próbki gleby z różnych części Japonii. Nie miał żadnych konkretnych celów, ale podążał za swoim przekonaniem, że natura jest pełna nieodkrytych cudów. Jedna z tych próbek pochodziła z okolic pola golfowego w pobliżu Kawana w Japonii. Nie wiadomo, czy sam grał w golfa, czy też przyciągnęła go czysta, zadbana gleba pola, ale ten pozornie przypadkowy wybór miał zmienić życie milio-

nów ludzi. Z próbki tej gleby Ōmura wyizolował mikroorganizm, który charakteryzował się niezwykłymi właściwościami. Bakteria ta została ostatecznie zidentyfikowana jako Streptomyces avermitilis.

Późniejsza praca Ōmury pokazuje niemal detektywistyczną cierpliwość, z jaką prowadził on swoje badania. Systematycznie analizował aktywność biologiczną wyizolowanych mikroorganizmów i odkrył, że ta konkretna bakteria produkuje substancje, które mogą zabijać pasożyty. Jednak na tym etapie swoich badań nie zdawał sobie jeszcze sprawy z rewolucyjnego znaczenia tych substancji. Jego odkrycie jest doskonałym przykładem tego, jak ciekawość i szeroko otwarte oczy mogą rozwijać naukę.

Interesujące jest również tło jego podejścia. Ōmura był znany z postrzegania natury jako swego rodzaju gigantycznego laboratorium. Jeden z jego kolegów opowiadał później, że czasami żartobliwie nazywał Ōmurę „łowcą gleby", ponieważ gdziekolwiek się wybierał, pobierał stamtąd próbki gleby, aby przeanalizować ją pod kątem możliwych cudów leczniczych. Odzwierciedla to jego niezachwianą wiarę w to, że lekarstwa na wiele wielkich wyzwań medycyny mogą znajdować się tuż za naszymi drzwiami – w tym przypadku pod polem golfowym.

Po rozpoznaniu niezwykłych właściwości wspomnianego mikroorganizmu, Ōmura skontaktował się z amerykańską firmą farmaceutyczną Merck & Co., której zespół kierowany przez Williama C. Campbella był w stanie bardziej szczegółowo zbadać substancje pozyskane ze Streptomyces avermitilis. *Campbell i jego zespół wyodrębnili następnie awermektyny, nową klasę substancji czynnych o silnym działaniu przeciwpasożytniczym. Substancje te zostały zoptymalizowane chemicznie i doprowadziły do opracowania iwermektyny.*

Historia odkrycia Streptomyces avermitilis *pokazuje, jak pozornie małe i przypadkowe wydarzenia – takie jak wybór miejsca do pobrania próbki gleby – mogą położyć podwaliny pod naukowe przełomy. Gdyby Ōmura nie zdecydował się zebrać tej konkretnej próbki w pobliżu pola golfowego, świat mógłby być nadal wiele lat od odkrycia iwermektyny. Nie mielibyśmy dziś tak skutecznego leku na raka. Ta anegdota podkreśla, jak ważna dla nauki jest otwartość, ciekawość i umiejętność dostrzegania niezwykłości w niepozornych rzeczach.*

W prostych słowach Iwermektyna – ukryty bohater w walce z rakiem

Wyobraź sobie, że niepozorny lek przeciwpasożytniczy nagle staje się bohaterem w walce z nowotworami. Oto iwermektyna! Najpierw zbawia miliony ludzi od chorób tropikalnych, teraz wykazuje niesamowitą moc w walce z nowotworami. To jak stary klucz otwierający nowy zamek! Iwermektyna osłabia komórki nowotworowe, pozbawiając je energii, a jednocześnie wzmacnia układ odpornościowy w walce z wrogiem. Pomaga nawet zwiększyć skuteczność chemioterapii bez obciążania organizmu. Bezpieczny, sprawdzony i gotowy do użycia – ten środek jest jak skarb, który odkryliśmy na nowo.

Dla Ciebie oznacza to nadzieję: lek, który istnieje od dawna, może zmienić sposób walki z rakiem.

4. Iwermektyna – programowana śmierć komórki kluczem do walki z rakiem

Lek powodujący, że komórki nowotworowe niszczą się same – i to w bardzo precyzyjny sposób. Mowa o iwermektynie. To niesamowite działanie wykorzystuje naturalną zdolność organizmu do eliminowania wadliwych lub uszkodzonych komórek poprzez apoptozę – zaprogramowaną śmierć komórki – w celu skutecznego zwalczania nowotworów. Apoptoza jest ściśle regulowanym procesem fizjologicznym, który chroni tkanki przed uszkodzeniem i utrzymuje równowagę biologiczną w organizmie. Komórki nowotworowe omijają jednak ten mechanizm ochronny, aktywując szlaki sygnałowe odporne na apoptozę, co pozwala im na niekontrolowaną proliferację (namnażanie się komórek – przyp. red.) i rozprzestrzenianie się w organizmie.

Apoptoza – mechanizm samozniszczenia

Apoptoza – czyli mechanizm samozniszczenia komórki. Brzmi dramatycznie? I tak właśnie jest! To niezwykle precyzyjny, ściśle kontrolowany proces, w którym komórka eliminuje samą siebie, by chronić organizm. W przeciwieństwie do chaotycznej martwicy, która wywołuje stany zapalne, apoptoza przebiega w sposób uporządkowany – jak zespół saperów wysadzający zniszczony most, nie naruszając otoczenia.

Całość opiera się na tzw. kaskadzie apoptycznej – perfekcyjnie zsynchronizowanej sieci sygnałów i cząsteczek. Wyróżniamy dwa główne szlaki: wewnętrzny (mitochondrialny), aktywowany wewnątrz komórki w odpowiedzi na uszkodzenia, oraz zewnętrzny (receptorowy), zapoczątkowany przez sygnały z komórek odpornościowych. Kluczowe białka, takie jak cytochrom c, APAF-1 i kaspazy, działają niczym wewnętrzny demontażysta rozkładający komórkę od środka.

Problem w tym, że komórki nowotworowe często potrafią obejść ten mechanizm – co czyni je niemal nieśmiertelnymi. Dlatego wiele współczesnych terapii przeciwnowotworowych próbuje ten proces na nowo uruchomić – poprzez aktywację p53, blokowanie białka Bcl-2 czy stymulację kaspaz.

Podsumowując: apoptoza to biologiczna kontrola jakości. Bez niej organizm traci równowagę, a rak ma wolną drogę. Kluczem jest ponowne uruchomienie tego procesu – na przykład z pomocą iwermektyny.

Iwermektyna atakuje właśnie ten słaby punkt, ponownie uruchamiając apoptozę w komórkach nowotworowych i przywracając tym samym równowagę między wzrostem a śmiercią komórek (Song i in. 2019). Mechanizm działania iwermektyny jest równie przemyślany, co skuteczny – koncentruje się na mitochondrialnym szlaku sygnałowym, który pełni rolę centralnego „układu sterującego" apoptozy (Lotfalizadeh i in. 2022).

W badaniach przedklinicznych iwermektyna wykazuje obiecujące działanie przeciwnowotworowe – blokuje szlaki sygnałowe, takie jak PAK1, i promuje apoptozę w komórkach nowotworowych (Man-Yuan Li i in. 2023).

Jednym z kluczowych mechanizmów jest selektywne hamowanie białka TELO2, które odgrywa istotną rolę w proliferacji i metastazie komórek nowotworowych (Hirose i in. 2022). Iwermektyna może skutecznie hamować TELO2 – uważane za jeden z potencjalnych „kluczy" do zatrzymania wzrostu nowotworu.

W badaniu opublikowanym na łamach *iScience*, Nishiya i współpracownicy wykazali, że iwermektyna obniża ekspresję TELO2 w komórkach raka jelita grubego i piersi w ciągu zaledwie kilku godzin, znacząco zaburzając funkcjonowanie nowotworowego szlaku białek PIKK (takich jak mTOR czy ATM), który odgrywa istotną rolę w przetrwaniu komórek nowotworowych (Nishiya i in. 2017).

Rola TELO2 w komórkach nowotworowych

TELO2 jest niczym podstępny menedżer komórek nowotworowych, napędzający ich wzrost i szybkie namnażanie. Komórki nowotworowe działają jak chaotyczna fabryka, a TELO2 jest jej szefem. Jest częścią zespołu zarządzającą kluczowymi systemami kontroli w komórce – jak silnik, który zapewnia wzrost, naprawę i przetrwanie. W komórkach nowotworowych silnik ten pracuje na pełnych obrotach, ponieważ TELO2 przesterowuje go, dzięki czemu komórki nadal się namnażają i tworzą guzy.

Co szczególnie fatalne, TELO2 sprawia, że komórki nowotworowe są wytrzymałe. Białko to pomaga im przetrwać ataki leczenia takiego jak chemioterapia, naprawiając powstałe uszkodzenia, tak jakby szybko odbudowywało zniszczoną fabrykę po burzy. Pozwala to komórkom nowotworowym kontynuować pracę nawet wtedy, gdy lekarze próbują je zatrzymać. TELO2 daje również komórkom impuls do szybszego wzrostu i rozprzestrzeniania się po całym organizmie, czyniąc guzy jeszcze bardziej niebezpiecznymi.

Ale dlaczego TELO2 stanowi aż taki problem? Cóż, w wielu typach raka, takich jak rak piersi lub jelita grubego, białko to jest szczególnie aktywne i napędza komórki do maksymalnej wydajności. Sprawia to, że rak jest bardziej agresywny i trudniejszy do zwalczenia. Ale właśnie dlatego TELO2 stało się celem nowych terapii – jeśli wyłączysz tego menedżera, nowotworowa fabryka może się zawalić. TELO2 jest jak wyłącznik awaryjny – jego przełączenie może spowolnić rozwój raka!

W komórkach nowotworowych TELO2 działa jak wadliwy sternik, kierując komórki na chaotyczny kurs i powodując wzrost guzów. Aby bardziej szczegółowo zbadać jego działanie i dokładniej prześledzić wpływ iwermektyny, naukowcy przeprowadzili eksperymenty z danio pręgowanym – małymi przezroczystymi rybkami, które pomogły obserwować procesy zachodzące w organizmie. Naukowcy sztucznie zwiększyli u tych ryb poziom TELO2, tak aby sternik poprowadził komórki na manowce. Rezultatem było powstanie poważnych uszkodzeń – u ryb na przykład nie wykształciły się oczy, ponieważ TELO2, niczym błędny planista, wydawał fałszywe instrukcje, które powodowały chaos, uniemożliwiając rozwój oczu.

Leczenie iwermektyną zmieniło w tym przypadku wszystko. Lek zadziałał jak precyzyjny kontroler, który koryguje sternika – specjalnie osłabił TELO2, dzięki czemu komórki otrzymały jasne, prawidłowe instrukcje. W rezultacie oczy ryb zaczęły rosnąć normalnie – był to wyraźny sukces leczenia iwermektyną.

Efekt ten nie był przypadkowy – każde powtórzenie eksperymentu wykazało, że iwermektyna uderza w TELO2 jak ukierunkowana wiązka laserowa. Dokuje się dokładnie do TELO2 – jak klucz, który otwiera tylko jeden zamek – i powstrzymuje błędne rozkazy. Po modyfikacji TELO2 iwermektyna nie przynosiła rezultatów, co dowodzi jej wyjątkowej precyzji.

Dla danio pręgowanego oznaczało to koniec chaotycznych instrukcji – komórki ryb znów działały prawidłowo, a ich oczy odrosły normalnie. Podobnie dzieje się w przypadku komórek nowotworowych: TELO2 napędza wzrost guza jak silnik wyścigowy, a iwermektyna wyłącza ten silnik, zatrzymuje rozwój guzów i oszczędza zdrowe komórki (Yonezawa i in. 2022).

Mitochondria, często określane „elektrowniami" komórki, są odpowiedzialne nie tylko za produkcję energii, ale także za inicjowanie sygnałów proapoptotycznych, gdy komórka została uszkodzona lub stała się dysfunkcyjna. Iwermektyna wzmacnia ten proces poprzez znaczne zwiększenie produkcji reaktywnych form tlenu (ROS) w komórkach nowotworowych. ROS to wysoce reaktywne cząsteczki, które powodują oksydacyjne uszkodzenia struktur komórkowych, takich jak DNA, białka i lipidy. Stres oksydacyjny destabilizuje DNA komórek nowotworowych, co z kolei aktywuje określone szlaki sygnałowe, które uruchamiają kaskadę apoptozy.

Wywołane przez ROS uszkodzenie błony mitochondrialnej prowadzi w szczególności do uwolnienia czynników proapoptotycznych, które indukują śmierć komórki (Deng i in. 2019). Ta precyzyjna manipulacja przekształca komórki nowotworowe w ich niszczycieli, wzmacniając śmiertelne konsekwencje ich zaburzonego metabolizmu.

Kluczową zaletą iwermektyny jest jej niezwykła selektywność, która pozwala wycelować jej działanie prosto w komórki nowotworowe, pozostawiając zdrowe komórki w dużej mierze nienaruszone. ROS w wysokich stężeniach może uszkodzić każdą komórkę, ale zdrowe komórki mają silne systemy obrony antyoksydacyjnej, takie jak dysmutaza ponadtlenkowa (SOD) i katalaza, które skutecznie neutralizują ROS i zapobiegają uszkodzeniom oksydacyjnym (Zhang i in. 2022).

Komórki nowotworowe natomiast, ze względu na swój nieefektywny metabolizm – zwłaszcza na skutek efektu Warburga – wykazują osłabione zdolności antyoksydacyjne, co czyni je szczególnie wrażliwymi na stres wywołany przez reaktywne formy tlenu (ROS). Ta podatność sprawia, że komórki nowotworowe są celem proapoptotycznego działania iwermektyny, podczas gdy zdrowe komórki są chronione przed uszkodzeniem przez ich mechanizmy ochronne. Ta selektywność jest jak ukierunkowana pułapka zastawiona na komórki nowotworowe.

Iwermektyna aktywuje proapoptotyczne białka, takie jak Bax i Bak, które naruszają integralność błony mitochondrialnej, inicjując uwolnienie cytochromu c – kluczowego etapu uruchamiającego kaskadę apoptozy. Uwolniony cytochrom c aktywuje następnie kaspazy – enzymy, które systematycznie rozkładają komórkę, doprowadzając do zaprogramowanej śmierci. Jednocześnie iwermektyna hamuje białka antyapoptotyczne, takie jak Bcl-2, które normalnie stabilizują błonę mitochondrialną i zapobiegają apoptozie. Poprzez tę ukierunkowaną manipulację równowagą białek pro- i antyapoptotycznych, iwermektyna wzmacnia apoptozę w komórkach nowotworowych, czyniąc je niezdolnymi do uniknięcia śmierci komórkowej (Zhou i in. 2021). Precyzyjna regulacja działa tu jak przełącznik, który aktywuje samozniszczenie komórek nowotworowych.

Kolejnym kluczowym celem iwermektyny są same mitochondria, w których lek ten powoduje zakłócenia w wytwarzaniu energii. Komórki nowotworowe w dużym stopniu polegają na mitochondrialnej produkcji ATP, która wspiera ich szybki wzrost i proliferację. Iwermektyna hamuje funkcje mitochondriów poprzez upośledzenie wydajności łańcucha oddechowego, co dosłownie pozbawia komórki nowotworowe paliwa. Bez wystarczającej ilości energii komórki nowotworowe nie mogą utrzymać swoich podstawowych funkcji, co przyspiesza ich śmierć. Zakłócenie produkcji energii wzmacnia proapoptotyczne działanie iwermektyny, czyniąc ją wszechstronnym środkiem w terapii nowotworów.

Przykład z mojej praktyki: kilka miesięcy temu do mojego gabinetu zgłosił się 60-letni pacjent z południowych Niemiec, cierpiący na szpiczaka mnogiego – poważny nowotwór krwi wywoływany przez nieprawidłowe komórki plazmatyczne. Diagnoza wykazała podwyższony poziom paraproteiny, markera aktywności choroby. Równolegle z innymi metodami terapii uzupełniającej, rozpocząłem dla niego protokół repurposingowy: iwermektyna (0,5 mg/kg masy ciała dziennie), mebendazol (500 mg dziennie) i naltrekson w niskiej dawce (4,5 mg dziennie). Po czterech miesiącach zaobserwowano wyraźną poprawę w zakresie wyników elektroforezy surowicy oraz wolnych łańcuchów lekkich – co wskazywało na regresję choroby. Ten postęp w przypadku tak złożonego nowotworu pokazuje, że iwermektyna, w połączeniu z innymi terapiami, może skutecznie działać przeciwko komórkom nowotworowym.

W prostych słowach: Iwermektyna – koniec imprezy dla nowotworów!

Pomyśl o komórkach nowotworowych jak o chuliganach, którzy sieją spustoszenie na imprezie, głośno krzycząc i odmawiając jej opuszczenia. Zwykle organizm wysyła bramkarza – „przycisk samozniszczenia" – aby wyrzucił tych łobuzów, sprawiając, że sami się rozpuszczą. Ale komórki rakowe są przebiegłe, znają sztuczkę pozwalającą ominąć bramkarza i kontynuować imprezę, jakby jutra miało nie być. Tutaj do gry wkracza iwermektyna – sprytny detektyw z planem działania! Zakrada się na imprezę, znajduje ukryty przycisk samozniszczenia i włącza go ponownie – ale tylko dla tych chuliganów, więc zostają wyrzuceni!

W jaki sposób iwermektyna to robi? Wyobraźmy sobie, że każda komórka nowotworowa ma małe „elektrownie", które działają jak silniki i utrzymują ją przy życiu. Iwermektyna uruchamia w tych fabrykach pokaz fajerwerków w postaci maleńkich „bomb kamikadze" – twórców chaosu, którzy sieją spustoszenie! Bomby te niszczą plany komórki, wysadzając jej ściany i zmuszając ją do rozpadu, tak jakby profesjonalna ekipa wyburzeniowa wysadzała zniszczony dom. Cały proces jest czysty: wysadzone zostają tylko komórki rakowe, podczas gdy reszta ciała zostaje oszczędzona. To tak, jakby iwermektyna wabiła nowotwory w pułapkę, z której nie mogą uciec!

Co jest w tym najlepsze? Zdrowe komórki mają „supertarcze", które osłaniają je przed tymi fajerwerkami niczym rycerze w zbroi nie do przebicia. Są wystarczająco sprytne, aby rozbroić bomby chaosu, ponieważ mają potężne sztuczki ochronne, których brakuje komórkom rakowym. Tymczasem chuligani, pozostawieni bez ochrony, przyjmują na siebie cały impet ataku – bez szansy na obronę! Iwermektyna sprawia, że atakowani są tylko winowajcy, podczas gdy zdrowe komórki nadal wykonują swoją pracę w spokoju.

To jeszcze nie wszystko: iwermektyna wyłącza również „zasilanie" komórek rakowych! Bez prądu ich fabryki energii nie mogą już działać – chuligani nie mają paliwa, aby kontynuować rozboje. To tak, jakby iwermektyna odcięła linię energetyczną, więc impreza kończy się w ciemności. Bez energii komórki rakowe rozpadają się, ponieważ nie wiedzą już, jak przetrwać.

Krótko mówiąc, iwermektyna to niszczyciel nowotworów, który ma plan – zmusza guzy do samozniszczenia, osłabia je i wzywa policję immunologiczną, aby zrobiła resztę. Jest jak wytrawny detektyw, który umie przechytrzyć winowajców, a niewinni nawet go nie zauważają. Dla każdego, kto walczy z rakiem, iwermektyna jest promykiem nadziei – sprytnym pomocnikiem, który z energią i dokładnością pokazuje nowe sposoby na pokonanie nowotworów. Z iwermektyną komórki rakowe nie mają szans na kontynuowanie zabawy!

5. Iwermektyna – inhibitor angioneogenezy nowotworu

Iwermektyna może dosłownie wyłączyć komórki nowotworowe poprzez blokowanie angioneogenezy, czyli tworzenia nowych naczyń krwionośnych, które zaopatrują guzy w tlen i składniki odżywcze. Bez ich dopływu guz kurczy się, jakby dopływ paliwa został wyłączony.

Angioneogeneza – jak rak buduje własne naczynia krwionośne

Nowotwór jest jak nielegalne miasto, które rozprzestrzenia się po całym ciele – bezwzględne, chciwe i całkowicie wymykające się spod kontroli. Ale aby rosnąć, miasto potrzebuje infrastruktury. Dróg, które dostarczają składniki odżywcze. Mostów, które transportują tlen. Na tym właśnie polega angioneogeneza – sztuczka, której rak używa do two-

rzenia własnego dopływu krwi. Bez nowych naczyń krwionośnych guz pozostaje mały i nieszkodliwy. Ale z własną linią zaopatrzenia może rozprzestrzeniać się bez kontroli, tworzyć przerzuty i stopniowo przejmować kontrolę nad ciałem.

Co się za tym kryje? Substancja sygnalizacyjna o nazwie VEGF (czynnik wzrostu śródbłonka naczyniowego). Komórki nowotworowe wysyłają tę substancję przekaźnikową, aby manipulować otaczającymi je naczyniami krwionośnymi. Powodują, że budują one nowe tętnice, skierowane bezpośrednio do guza. Daje to nowotworowi wszystko, czego potrzebuje: glukozę, tlen, budulec do wzrostu komórek. Tu właśnie jednak znajduje się słaby punkt! Gdy angioneogeneza zostaje zablokowana, guz zostaje trafiony tam, gdzie boli – w źródło zaopatrzenia. Rezultat: „miasto" zostaje odcięte – bez jedzenia, bez wody, bez elektryczności – i ostatecznie upada. Dokładnie to dzieje się z guzem, gdy nie może on tworzyć nowych naczyń krwionośnych.

Współczesne badania nad rakiem koncentrują się na lekach, które sabotują proces angioneogenezy. Blokują one VEGF, zapobiegając w ten sposób wzrostowi nowych naczyń krwionośnych i czyniąc guzy bardziej podatnymi na inne terapie. Bez świeżego zaopatrzenia komórki nowotworowe dosłownie umierają z głodu. Co jednak w tym wszystkim najlepsze – niektóre istniejące leki, w tym iwermektyna, wykazują dokładnie takie działanie.

Być może nie potrzebujemy innowacji kosztujących miliardy, ale po prostu odwagi, by przyjrzeć się starym lekom w nowym świetle.

Dowody naukowe sugerują, że iwermektyna sabotuje angioneogenezę na kilka sposobów. Blokuje szlak sygnalizacyjny VEGF (czynnik wzrostu śródbłonka naczyniowego), rodzaj biologicznego kierownika budowy, który pomaga komórkom nowotworowym rozwijać nowe naczynia krwionośne (Malak i in. 2025). Bez VEGF dopływ krwi ulega zatrzymaniu, a guz dosłownie zaczyna głodować. Jednocześnie iwermektyna hamuje podział komórek śródbłonka, budulca nowych naczyń krwionośnych – działa to jak zatrzymanie budowy całego systemu zaopatrzenia nowotworu. Bez nowych naczyń krwionośnych guz pozostaje odizolowany, dusi się własnymi odpadami i traci zdolność do wzrostu i rozprzestrzeniania się (Zhang i in. 2019).

Ale to nie wszystko. Iwermektyna może pójść o krok dalej. Może jeszcze bardziej zakłócić żywotność komórek nowotworowych, wprowadzając chaos w mikrośrodowisko guza. Skutkuje to mniejszym dostępem tlenu do komórek nowotworowych, co jest równoznaczne z zahamowaniem wzrostu i zwiększoną śmiertelnością komórek nowotworowych.

Komórki nowotworowe są jednak mistrzami adaptacji – sterują swoim metabolizmem w celu niekontrolowanego namnażania się.

Ich sztuczka polega na tym, że przełączają się na nieefektywny, ale szybki proces produkcji energii znany jako glikoliza Warburga, podczas którego glukoza jest fermentowana nawet przy obecności tlenu. Rodzi to pozorny paradoks: skoro nowotwory polegają na tym prymitywnym metabolizmie cukrów, dlaczego nadal stymulują powstawanie nowych naczyń krwionośnych poprzez angiogenezę? Czy nie powinny po prostu wykorzystywać dostępnej glukozy? Odpowiedź leży w biochemii i instynkcie przetrwania komórek nowotworowych.

Glikoliza Warburga dostarcza energii, ale nie na tyle, by sama mogła zapewnić wykładniczą proliferację komórek. Co ważniejsze, produkuje ogromne ilości kwasu mlekowego, który zakwasza środowisko guza i tworzy toksyczną barierę dla układu odpornościowego. To zakwaszenie jest jednak mieczem obosiecznym. Z jednej strony osłabia układ odpornościowy, a z drugiej zmusza nowotwór do opracowania alternatywnej strategii dostarczania składników odżywczych. Nie może on po prostu przetrwać w kwaśnym środowisku o niskiej zawartości tlenu – bezwzględnie potrzebuje tlenu i świeżych składników odżywczych, aby nadal rosnąć. Dlatego stosuje angioneogenezę, aby uzyskać bezpośredni dostęp do naczyń krwionośnych.

W tym miejscu pojawia się kolejny genialny ruch komórek nowotworowych: komórki nowotworowe manipulują mikrośrodowiskiem guza poprzez uwalnianie VEGF (czynnika wzrostu śródbłonka naczyniowego). VEGF z kolei sygnalizuje organizmowi, aby przyciągnął nowe naczynia do tkanki nowotworowej. Jednak te nowo utworzone naczynia są chaotyczne, przepuszczalne i nieefektywne – co paradoksalnie prowadzi do jeszcze większej hipoksji (braku tlenu) i jeszcze bardziej agresywnego wzrostu guza. Ta zdezorganizowana struktura naczyniowa zmusza guz do jeszcze intensywniejszego wykorzystania własnej glikolizy, ponieważ nawet przy nowych naczyniach krwionośnych podaż tlenu często pozostaje niewystarczająca (Tung i in. 2022).

Prawdziwa ironia polega na tym, że komórki nowotworowe tworzą sobie wąskie gardło poprzez własny agresywny metabolizm. Prowokują niekontrolowaną angiogenezę (tworzenie nowych naczyń krwionośnych), która przynosi im więcej szkody niż pożytku. Jeśli ten mechanizm zostanie specjalnie zahamowany – na przykład poprzez zastosowanie iwermektyny lub modulację metaboliczną (przez pozbawienie cukru), guz nie tylko nie będzie miał dostępu do niezbędnych składników odżywczych, ale jego zdolność do adaptacji również zostanie znacznie ograniczona. W tych warunkach ciśnienie metaboliczne wzrasta, środowisko staje się bardziej toksyczne, a wiele komórek nowotworowych znajduje się w ślepym zaułku, z którego nie mogą już uciec (Malak i in. 2025).

Staje się jasne, że rak to nie tylko kwestia niekontrolowanego podziału komórek – jest to raczej inteligentny system biologiczny pełen zgubnych sprzeczności. Zrozumienie tych mechanizmów otwiera drzwi do zupełnie nowych strategii leczenia, które pokonają nowotwór jego własną bronią.

Szczególnie agresywne nowotwory, takie jak glejaki, rak nerkowokomórkowy, rak wątroby, rak płuc i rak jelita grubego, uwalniają ogromne ilości czynników wzrostu, takich jak VEGF (czynnik wzrostu śródbłonka naczyniowego), aby zapewnić sobie dopływ krwi. Bez nowych naczyń krwionośnych dosłownie duszą się we własnym sosie (Sharmeen i in. 2010). Nowotwory takie jak rak piersi, rak jajnika, rak żołądka, czerniak i rak prostaty również wykorzystują tę strategię do rozprzestrzeniania się bez ograniczeń. Im bardziej zaawansowana choroba, tym bardziej nowotwór napędza swoje perfidne dzieło unaczynienia. W tym jednak tkwi jego słaby punkt. Jeśli ten sztucznie wygenerowany dopływ krwi zostanie odcięty, rak zostanie trafiony w jeden z jego najbardziej wrażliwych obszarów. Nowoczesna onkologia polega zatem na inhibitorach angiogenezy w celu „zagłodzenia" nowotworów – dokonania ataku na piętę achillesową raka. I właśnie w tym miejscu pojawia się działanie iwermektyny, mebendazolu i fenbendazolu (Liu i in. 2020).

Istnieje również inna potencjalna zaleta: możliwość połączenia iwermektyny z radioterapią lub chemioterapią. Zabiegi te często działają najlepiej, gdy guzy są pod wpływem stresu. I to jest dokładnie to, co iwermektyna może zrobić – postawić komórki rakowe w rozpaczliwej sytuacji, z której nie ma ucieczki. Komórka rakowa bez pożywienia, bez tlenu i z uszkodzonym DNA? Mówiąc obrazowo, to jak okrążenie bazy wroga ze wszystkich stron, a następnie wyłączenie światła (Nunes i in. 2022).

Koncepcja terapii iwermektyną jest równie prosta, co genialna: żaden nowotwór nie może przetrwać bez sprawnego dopływu krwi. Iwermektyna może wykorzystywać właśnie ten słaby punkt – to wspaniała możliwość dla współczesnej onkologii, która zasługuje na większą uwagę.

Przykład z mojej praktyki: pacjent J., 65 lat, mężczyzna, miał raka płuc w stadium IV z wieloma guzami. Rozpoczął chemioterapię/immunoterapię pod koniec 2024 roku, a od stycznia 2025 roku stosował iwermektynę (0,5 mg/kg masy ciała/dzień) i fenbendazol (888 mg/dzień, z przerwami). Po prawie trzech miesiącach tomografia komputerowa wykazała 78-procentowe zmniejszenie największej masy w płucach (z 42 x 29 mm do 21 x 13 mm), ponad 50-procentowe zmniejszenie innej masy i 57-procentowe zmniejszenie guzka. Mój komentarz: ten przypadek pokazuje silne synergistyczne działanie iwermektyny i fenbendazolu na regresję guza w zaawansowanym raku płuc. Takie wyniki podkreślają potencjał iwermektyny, zwłaszcza w przypadku agresywnych nowotworów, takich jak rak płuc, i wymagają dalszych badań klinicznych w celu optymalizacji skojarzonych metod terapeutycznych.

W prostych słowach: Iwermektyna – blokada dostaw dla raka

Wyobraźmy sobie nowotwór jako chciwe, rozrastające się miasto, które rośnie jak szalone i pożera wszystko. Aby pozostać dużym i silnym, potrzebuje dróg – „autostrad krwiobiegu" – które dostarczają pożywienie, tlen i paliwo. Tu właśnie wkracza iwermektyna: sprytny sabotażysta z gotowym planem! Szturmuje, niszczy plany tych dróg i wysadza tunele zaopatrzeniowe. Bez zaopatrzenia miasto – ów guz – zostaje wyschnięte i pozbawione wody, tak jakby ktoś pozwolił, by zbiorniki wyschły. Guz kurczy się, słabnie i ostatecznie obumiera, ponieważ nie ma już nic do jedzenia!

Jak to działa? Komórki nowotworowe zwykle wysyłają „robotników budowlanych", którzy niczym pracowite mrówki budują nowe autostrady krwiobiegu, aby stale zasilały miasto. Iwermektyna szybko zwalnia tych pracowników i całkowicie paraliżuje plac budowy. Brak nowych ścieżek, brak tlenu, brak pożywienia – guz umiera z głodu! To tak, jakby iwermektyna odcięła główne arterie miasta, powodując, że więdnie ono jak roślina bez wody. Ale to nie wszystko – iwermektyna przekształca otoczenie miasta nowotworu w suchą pustynię. Brak tlenu, brak paliwa, po prostu chaos! Rezultat: komórki nowotworowe wariują, wpadają w panikę i poddają się, ponieważ nie są w stanie przetrwać na tym pustkowiu.

A jest jeszcze lepiej: komórki rakowe mają pewną paskudną sztuczkę, „cukrowe turbo", dzięki któremu szybko czerpią energię z cukru, jak samochód wyścigowy, aby kontynuować wzrost. Ale nawet to turbodoładowanie im nie pomoże, jeśli iwermektyna odetnie drogi zaopatrzenia. Bez zaopatrzenia silnik jest bezużyteczny, a miasto nowotworów staje się miastem duchów – pustym, cichym, bez możliwości rozwoju. To tak, jakby iwermektyna rzucała miasto na kolana, pozbawiając je wszystkiego, czego potrzebuje do przetrwania.

Dodatkowo iwermektyna osłabia miasto nowotworów na inne ataki. Pomyśl o chemioterapii lub innych metodach leczenia jak o armii walczącej z tym złym miastem. Normalnie miasto nowotworowe ma grube mury, aby się bronić. Jednak iwermektyna burzy te mury i głodzi miasto, pozostawiając je bezbronnym. Siły atakujące – takie jak chemioterapia lub środki uzupełniające – mogą teraz uderzyć znacznie łatwiej, skoro walczą z miastem bez zapasów. Iwermektyna jest jak generał, który osłabia wroga, aby reszta drużyny mogła odnieść zwycięstwo!

Krótko mówiąc, iwermektyna jest środkiem, który głodzi miasto nowotworowe, odcinając je od zaopatrzenia i osłabiając przed zadaniem ostatecznego ciosu.

6. Iwermektyna – bloker cukru dla komórek rakowych

Co by było, gdyby lek mógł pozbawić komórki nowotworowe ich najważniejszego źródła energii poprzez sparaliżowanie ich metabolizmu cukru? Byłby to ważny krok w kierunku wyleczenia raka. I to jest dokładnie to, co robi iwermektyna! Zakłóca przede wszystkim glikolizę, centralny proces metaboliczny, który ma kluczowe znaczenie dla przetrwania i wzrostu wielu komórek nowotworowych. Komórki nowotworowe wolą wykorzystywać glikolizę do szybkiego generowania energii, nawet gdy dostępny jest tlen – zjawisko to znane jest jako efekt Warburga. Ten nieefektywny, ale szybki szlak metaboliczny nie tylko dostarcza energii, ale także stanowi budulec dla guza rozrastającego się w niekontrolowany sposób. Właśnie w tym miejscu wkracza iwermektyna, zakłócając glikolizę i dosłownie głodząc komórki nowotworowe, przez co je osłabia i czyni bardziej podatnymi na inne ataki.

Efekt Warburga

Efekt Warburga – dziwaczna pięta achillesowa komórek nowotworowych. Wyobraźmy sobie, że ktoś posiada hipersportowy samochód z wysokowydajnym silnikiem, który został zaprojektowany do pracy na paliwie premium, ale nagle decyduje się jeździć nim tylko na najtańszym etanolu. Brzmi nieefektywnie? Dokładnie tak robi rak!

Efekt Warburga, nazwany na cześć genialnego biochemika Ottona Warburga, opisuje absurdalny fakt, że komórki nowotworowe całkowicie zmieniają swój metabolizm energetyczny. Zamiast wykorzystywać wydajną fosforylację oksydacyjną w mitochondriach, która stanowi standardowy proces zdrowych komórek, przełączają się na prymityw-

ną, marnotrawną fermentację glukozy (glikolizę) – nawet gdy tlenu jest pod dostatkiem! Ten rodzaj produkcji energii jest co najmniej 18 razy mniej wydajny, ale za to pozwala komórkom nowotworowym rosnąć niezwykle szybko i chaotycznie się dzielić.

Robią to, ponieważ szybki podział komórek wymaga energii i budulca. Glikoliza nie tylko wytwarza ATP (jednostkę energetyczną komórki), ale także wszelkiego rodzaju produkty pośrednie, które są potrzebne do budowy nowych błon komórkowych, białek i DNA. To tak, jakby komórki rakowe prowadziły nienasycony plac budowy, który nieustannie pochłania materiał do tworzenia nowych konstrukcji.

Efekt Warburga jest jednak mieczem obosiecznym: z jednej strony napędza niekontrolowany wzrost, a z drugiej sprawia, że komórki nowotworowe są wrażliwe. Podczas gdy zdrowe komórki mogą elastycznie przełączać się między różnymi źródłami energii, komórki nowotworowe są często zależne od glukozy. Jeśli zostaną pozbawione cukru, wpadają w panikę. Właśnie dlatego diety ketogeniczne lub terapie oparte na iwermektynie działają jako potencjalne strategie przeciwnowotworowe – zmuszają raka do ponownej weryfikacji tego nieefektywnego metabolizmu, a on często ginie w tym procesie.

Efekt Warburga jest cechą charakterystyczną komórek nowotworowych. Żyją na glukozie, jakby nie było jutra – i to może być przyczyna ich upadku. Ich słabym punktem jest właśnie ta zależność. Jeśli odetniesz dopływ energii, pozbawiasz guz tego, co dla niego podstawowe, a brak paliwa oznacza brak wzrostu.

Efekt Warburga opisuje zdolność komórek nowotworowych do przekształcania cukru w kwas mlekowy w celu wytworzenia energii, zamiast wykorzystywania zależnego od tlenu metabolizmu stosowanego przez zdrowe komórki. Ta adaptacja pozwala nowotworom rozwijać się w środowiskach o niskiej zawartości tlenu, zapewniając jednocześnie składniki komórkowe do ich szybkiego wzrostu. Na poziomie molekularnym iwermektyna blokuje enzym kinazy pirogronianowej M2 (M2PK), który odgrywa kluczową rolę w ostatnim etapie glikolizy (MC Su 2024). M2PK jest nadaktywna w wielu komórkach nowotworowych i napędza nie tylko produkcję energii, ale także szlaki sygnałowe nasilające wzrost, które z kolei wspierają progresję nowotworu.

Hamując M2PK, iwermektyna zakłóca dostawy energii do komórek nowotworowych, osłabia ich zdolność do adaptacji i czyni je bardziej podatnymi na uszkodzenia oksydacyjne. Tak ukierunkowana blokada stanowi precyzyjne uderzenie w korzyści metaboliczne, które sprawiają, że nowotwory są tak niebezpieczne.

M2PK jako marker nowotworowy – precyzyjne monitorowanie metabolizmu nowotworu

Centralna rola enzymu kinazy pirogronianowej M2 (M2PK) w metabolizmie cukrów w komórkach nowotworowych – jak opisano w efekcie Warburga – wykracza poza produkcję energii do monitorowania aktywności guza. W ciągu ponad 35 lat pracy w onkologii komplementarnej zdałem sobie sprawę, że M2PK może być kluczowym markerem nowotworowym. Markery nowotworowe to substancje we krwi, które dostarczają informacji o wzroście lub regresji guza. Naukowcy od dawna poszukują markerów, które precyzyjnie odzwierciedlałyby przebieg choroby, wzrastając, gdy guz rośnie, i opadając, gdy terapia jest skuteczna. M2PK spełnia te wymagania w niezwykły sposób.

Wcześniejszy marker TKTL-1 opracowany przez dra Johannesa Coya mierzy aktywność metabolizmu cukrów w komórkach nowotworowych. Używam TKTL-1 w mojej praktyce od ponad dziesięciu lat, ale jego oznaczenie jest skomplikowane i kosztowne – często kosztuje kilkaset euro.

Dzięki wieloletnim obserwacjom odkryłem bardziej czuły i praktyczny marker: wartość M2PK w surowicy krwi. Poziom M2PK w surowicy mierzy aktywność enzymu M2PK, który napędza metabolizm cukrów w komórkach nowotworowych. Wysoka wartość wskazuje, że fabryka guza działa na pełnych obrotach, co wskazuje na szybki wzrost nowotworu. Z drugiej strony, jeśli wartość spada, oznacza to skuteczne leczenie, na przykład poprzez terapeutyczne hamowanie M2PK.

M2PK w surowicy jest mierzony za pomocą prostego badania krwi, które zapewnia dokładne wyniki i jest niezwykle przystępne cenowo – kosztuje około 20 euro. W porównaniu do TKTL-1, M2PK w surowicy jest dokładniejszy i tańszy, co czyni go idealnym do regularnego monitorowania. W mojej ponad dziesięcioletniej praktyce odkryłem, że marker ten szybko reaguje na zmiany aktywności guza, co pomaga lekarzom i pacjentom ocenić skuteczność terapii i dostosować leczenie. Rosnąca wartość M2PK sygnalizuje wzrost guza, a malejąca lub stabilna wartość wskazuje, że terapia jest skuteczna – jest to nieoceniona zaleta dla indywidualnego leczenia raka.

Odkrycie M2PK w surowicy jako markera nowotworowego jest dużym postępem w onkologii komplementarnej. Zapewnia precyzyjną, opłacalną metodę monitorowania metabolizmu glukozy i wzrostu nowotworu oraz daje pacjentom nadzieję na lepsze zrozumienie postępu choroby. Ten marker jest jak kompas, który wskazuje drogę do skutecznej terapii, niezależnie od tego, czy przyjęto konwencjonalne, czy alternatywne podejście terapeutyczne.

Jeszcze ważniejsza jest zdolność iwermektyny do wykorzystywania podatności komórek nowotworowych na stres oksydacyjny.

Ze względu na nieefektywny metabolizm, komórki nowotworowe wytwarzają zwiększone ilości reaktywnych form tlenu (ROS) – wysoce reaktywnych cząsteczek, które w małych ilościach są niezbędne dla procesów komórkowych, ale w wysokich stężeniach wykazują działanie destrukcyjne. Efekt Warburga zwiększa produkcję ROS, jednak komórki nowotworowe wykorzystują mechanizmy ochrony antyoksydacyjnej, aby zneutralizować szkodliwe skutki. Iwermektyna specyficznie zaburza tę równowagę, selektywnie zwiększając poziom ROS w komórkach nowotworowych, a tym samym wywołując stres oksydacyjny (Deng i in. 2019). Stres ten prowadzi następnie do uszkodzenia mitochondriów, nieodwracalnych zmian w DNA i ostatecznie do zaprogramowanej śmierci komórkowej – apoptozy. Dzięki temu efektowi iwermektyna przekształca słabość komórek nowotworowych w śmiertelną dla nich pułapkę.

Kluczowym aspektem w walce z rakiem jest ukierunkowane zakłócanie mechanizmów ochronnych, które komórki nowotworowe wykorzystują przeciwko ROS. Komórki nowotworowe w dużym stopniu polegają na syntezie glutationu – systemie antyoksydacyjnym, który neutralizuje ROS i chroni komórki przed uszkodzeniami oksydacyjnymi. Iwermektyna hamuje tę syntezę i jednocześnie blokuje szlak sygnałowy WNT, który przyczynia się do wzrostu guza i oporności na terapię (Yonezawa i in. 2022). Bez tych mechanizmów ochronnych komórki nowotworowe tracą zdolność do zwalczania ROS, co zwiększa destrukcyjne skutki stresu oksydacyjnego. To podwójne działanie – hamowanie produkcji energii i powodowanie śmiertelnych uszkodzeń – czyni iwermektynę wyjątkowym kandydatem w terapii raka.

Decydującą zaletą jest tutaj selektywność iwermektyny. Zdrowe komórki, które są mniej zależne od efektu Warburga, mają silniejsze systemy antyoksydacyjne, takie jak dysmutaza ponadtlenkowa i katalaza, które chronią je przed ROS. W rezultacie toksyczne działanie iwermektyny pozostaje w dużej mierze ograniczone do komórek nowotworowych (Hu i in. 2022). Ta selektywność umożliwia iwermektynie atakowanie specyficznie komórek nowotworowych bez znaczącego wpływu na zdrowe tkanki. Iwermektyna zwiększa również wrażliwość komórek nowotworowych na chemioterapię i radioterapię poprzez osłabienie ich metabolizmu i ograniczenie ich zdolności do regeneracji (Liu i in. 2016). Iwermektyna wzmacnia na przykład działanie środków chemioterapeutycznych, takich jak cisplatyna, poprzez nasilanie uszkodzeń wywołanych przez ROS w komórkach nowotworowych, jednocześnie oszczędzając zdrowe komórki. Te synergistyczne efekty sprawiają, że terapie skojarzone są bardziej skuteczne i mogą znacznie poprawić wyniki leczenia.

Iwermektyna to coś więcej niż lek – to katalizator, który celuje w słabości komórek nowotworowych. Blokując glikolizę, wprowadząjąc stres oksydacyjny i osłabiając mechanizmy ochrony komórkowej, oferuje wszechstronną strategię, która głodzi komórki nowotworowe, jednocześnie wzmacniając inne terapie.

Przykład z mojej praktyki: pacjent, 55 lat, mężczyzna, miał czerniaka złośliwego w stadium IV z przerzutami do obojczyka, aorty, brzucha i nóg. Lekarze dawali mu tylko sześć miesięcy życia. Na własną odpowiedzialność rozpoczął stosowanie protokołu skojarzonego: fenbendazol (444 mg dziennie), iwermektyna (12 mg dziennie) i cztery wlewy immunoterapii niwolumabu co cztery tygodnie. Po dwunastu miesiącach badanie PET wykazało zdumiewający wynik: pacjent był wolny od raka, wszystkie guzy zniknęły. To połączenie było ukierunkowane na komórki nowotworowe, a przypadek ten podkreśla niezwykłe działanie fenbendazolu i iwermektyny.

W prostych słowach: Iwermektyna – koniec z cukrem dla raka

Wyobraź sobie komórki nowotworowe jako cukrowych ćpunów, którzy nie mogą żyć bez słodkiego paliwa. Jedzą jak szaleni, aby rosnąć i rozprzestrzeniać się – jakby mieli silnik z turbodoładowaniem, który działa wyłącznie na cukier. Iwermektyna to cwaniaczek, który zakręca im kurek z cukrem! Bez jego dopływu komórki nowotworowe wpadają w panikę, tracą swoją moc i ostatecznie obumierają. To tak, jakby iwermektyna wyłączała nowotworom stację benzynową, pozostawiając je z niczym!

W jaki sposób iwermektyna to robi? Cóż, komórki nowotworowe potrafią zrobić paskudną sztuczkę: przekształcają cukier w energię bardzo szybko, nawet jeśli go w tym procesie marnotrawią – jak samochód pędzący na taniej benzynie zamiast jeździć z głową. Ta sztuczka, która została już wyjaśniona jako efekt Warburga, powoduje, że komórki nowotworowe rosną jak rozpędzone maszyny – nawet przy niewielkiej ilości tlenu. Iwermektyna sabotuje tę fabrykę cukru, paraliżując silniki komórek. Bez cukru komórkom nowotworowym brakuje tchu – umierają z głodu, desperacko poszukując paliwa!

Najlepsze jednak dopiero przed nami: iwermektyna wrzuca do komórek nowotworowych „minibomby" – małych siewców chaosu, którzy niszczą to wszystko, co utrzymuje guzy przy życiu. Te bomby, które naukowcy nazywają reaktywnymi formami tlenu (w skrócie ROS), są jak maleńkie fajerwerki, które rozrywają komórki od środka. Komórki nowotworowe są na to szczególnie podatne, ponieważ ich metabolizm już jest chaotyczny. Iwermektyna pstryka przełącznikiem i powoduje, że mali siewcy chaosu eksplodują – guzy nie mają przy tym najmniejszych szans. Komórki pękają, ich maszyneria rozpada się, a guz traci zdolność przetrwania – prawdziwy nokaut!

Zdrowe komórki są natomiast zupełnie inne: mają silne tarcze, które odbijają te siejące chaos bomby – jak zbroja rycerza odbija ogniste strzały. Energia zdrowych komórek pochodzi nie tylko z cukru, ale także z czystego, inteligentnego systemu, na który iwermektyna praktycznie nie wpływa. Dzięki temu atak koncentruje się na komórkach nowotworowych, podczas gdy reszta ciała pozostaje bezpieczna.

To tak, jakby iwermektyna celowała tylko w tych złych i oszczędzała tych dobrych!

Jakby tego było mało, iwermektyna sprawia również, że komórki nowotworowe są bardziej podatne na inne ataki. Wyobraźmy sobie fortecę, której mury nagle się kruszą – chemioterapia i radioterapia działają lepiej, gdy do walki wkracza iwermektyna. Nowotwory, wygłodzone i wstrząśnięte siejącymi chaos bombami, nie są już w stanie się bronić. Iwermektyna otwiera bramy, aby inne terapie mogły wejść jak oddział szturmowy. Pomaga między innymi lekom chemioterapeutycznym, takim jak cisplatyna, uderzyć jeszcze mocniej, ponieważ komórki rakowe już i tak zostały powalone na ziemię.

Krótko mówiąc, iwermektyna jest zaporą dla cukru, która ograbia komórki nowotworowe z energii, detonuje siejące chaos bomby i osłabia komórki nowotworowe przed ostatecznym ciosem. To tak, jakby spychała nowotwory do narożnika, w którym nie mają już szans. Dla każdego, kto walczy z rakiem, iwermektyna jest jak sprytny trener, który wykorzystuje słabości wroga i pokazuje mu nowe drogi do zwycięstwa.

7. Iwermektyna – precyzyjne narzędzie przeciwko nowotworowym komórkom macierzystym i przerzutom

Iwermektyna ugruntowała swoją pozycję w badaniach nad rakiem jako wysoce precyzyjne narzędzie, które nie tylko atakuje guzy, ale także celuje w źródło problemu – agresywne i oporne komórki macierzyste raka. Ta niewielka, ale niezwykle niebezpieczna subpopulacja w obrębie guza jest jednym z największych wyzwań współczesnej onkologii. Rakowe komórki macierzyste mają wyjątkową zdolność do samoodnawiania się, inicjowania nowych guzów i przerzutów, co czyni je główną przyczyną rozprzestrzeniania się raka i nawrotów po leczeniu. Ich oporność na standardowe terapie, takie jak chemioterapia i radioterapia, czyni je kluczowym celem dla innowacyjnych metod leczenia. Iwermektyna oferuje tutaj obiecujące efekty, zakłócając mechanizmy umożliwiające przeżycie, samoodnowę i przerzuty komórek macierzystych, tworząc w ten sposób podstawę do trwałej regresji guza (Yonezawa i in. 2022).

Nowotworowe komórki macierzyste stanowią szczególne wyzwanie, ponieważ dzięki swej zdolności do samoodnowy i różnicowania mogą generować nowe populacje nowotworów. Są zdolne do pozostawania w stanie niezróżnicowanym, co umożliwia im inicjowanie nowych guzów – nawet po pozornie skutecznym leczeniu. Ich odporność na chemioterapię i promieniowanie wynika z połączenia skutecznych mechanizmów naprawy DNA, ekspresji białek oporności wielolekowej i ochronnej niszy w mikrośrodowisku guza, która osłania je przed atakiem terapeutycznym.

Te właściwości sprawiają, że nowotworowe komórki macierzyste są siłą napędową progresji nowotworu i przerzutów, pogarszając rokowania wielu pacjentów z rakiem. Iwermektyna przełamuje właśnie te mechanizmy ochronne poprzez specyficzne blokowanie szlaków sygnalizacyjnych, które mają kluczowe znaczenie dla przetrwania i funkcjonowania nowotworowych komórek macierzystych. Pozwala zatem na nowe podejście do hamowania powstawania i rozprzestrzeniania się nowotworu (Yonezawa i in. 2022).

Jednym z kluczowych szlaków sygnałowych skutecznie hamowanych przez iwermektynę jest szlak sygnałowy WNT/β-katenina, który odgrywa kluczową rolę w samoodnowie i przeżyciu nowotworowych komórek macierzystych. Ten szlak sygnalizacyjny promuje akumulację β-kateniny w jądrze komórkowym – białka, które aktywuje geny wspierające wzrost guza i właściwości komórek macierzystych. Przerywając ten szlak sygnałowy, iwermektyna zapobiega akumulacji β-kateniny w jądrze, sprawiając, że nowotworowe komórki macierzyste tracą zdolność do samoodnowy i ograniczając inicjację nowotworu. To precyzyjne hamowanie jest jak ukierunkowane uderzenie w centrum kontroli nowotworowych komórek macierzystych, co znacznie osłabia ich zdolność do regeneracji guzów (Sinhai i in. 2020; Dominguez-Gomez i in. 2018).

Iwermektyna zakłóca również inne krytyczne szlaki sygnałowe, takie jak szlaki sygnałowe Notch i Hedgehog, które także są kluczowe dla utrzymania właściwości komórek macierzystych. Szlak sygnałowy Notch reguluje różnicowanie i proliferację komórek poprzez kontrolowanie ekspresji genów, które utrzymują komórki macierzyste w stanie niezróżnicowanym. Szlak sygnałowy Hedgehog z kolei wspiera nowotworowe komórki macierzyste poprzez aktywację białek sygnałowych, które wspierają wzrost komórek i progresję nowotworu. Poprzez kompleksowe hamowanie tych szlaków sygnałowych, iwermektyna osłabia zdolność nowotworowych komórek macierzystych do inicjowania nowych guzów, osłabiając w ten sposób ich oporność na terapie i zmniejszając prawdopodobieństwo nawrotu (Lotafliadeh i in. 2022).

Iwermektyna wykazuje również imponujący wpływ na przerzuty, najbardziej śmiercionośną cechę raka. Przerzuty występują, gdy komórki nowotworowe odrywają się od guza pierwotnego, dostają się do krwi lub limfy i tworzą guzy wtórne w odległych narządach – proces ten sprawia, że rak jest szczególnie niebezpieczny.

Rakowe komórki macierzyste odgrywają tutaj kluczową rolę, ich wysoka mobilność i inwazyjność sprzyjają przerzutom. Iwermektyna hamuje ten proces poprzez blokowanie przejścia nabłonkowo-mezenchymalnego (EMT), mechanizmu, który daje komórkom nowotworowym zdolność do utraty adhezji komórkowej, oderwania się od guza pierwotnego i inwazji nowej tkanki. EMT umożliwia komórkom nowotworowym przyjęcie mezenchymalnej, mobilnej formy, co zwiększa ich inwazyjność. Dzięki hamowaniu EMT, komórki nowotworowe tracą tę mobilność, co zapobiega powstawaniu przerzutów. Działa to niczym siatka bezpieczeństwa, która zapobiega rozprzestrzenianiu się komórek nowotworowych w organizmie i proponuje obiecującą metodę powstrzymania progresji nowotworu (Liu i in. 2021).

Ponadto iwermektyna ma właściwości immunomodulujące, ponieważ może zmieniać mikrośrodowisko guza i komórki macierzyste. Makrofagi związane z guzem (TAM), które normalnie wspierają progresję guza, są polaryzowane przez iwermektynę z pronowotworowego fenotypu M2 do przeciwnowotworowego fenotypu M1. Wzmacnia to obronę immunologiczną przed guzem i dodatkowo hamuje przerzuty poprzez blokowanie jego komórek macierzystych (Draganov i in. 2021).

Skuteczność iwermektyny została już dokładnie przeanalizowana w badaniach przedklinicznych i porównana z uznanymi środkami chemioterapeutycznymi – z imponującymi wynikami. W modelach raka piersi iwermektyna przewyższała standardowy lek paklitaksel, skuteczniej hamując wzrost guza i znacznie zmniejszając jego rozmiar. Paklitaksel, powszechnie stosowany środek chemioterapeutyczny, działa poprzez zakłócanie podziału komórek, ale jego skuteczność jest często ograniczana przez oporność komórek macierzystych raka. Iwermektyna celuje bezpośrednio w populację komórek macierzystych, osiągając w ten sposób lepsze wyniki w hamowaniu wzrostu guza.

Podobnie w modelach raka trzustki iwermektyna wykazała wyższą skuteczność niż gemcytabina, standardowy lek, który działa poprzez hamowanie syntezy DNA. W badaniach tych iwermektyna znacząco zmniejszyła zarówno masę, jak i rozmiar guza, zaznaczając w ten sposób swą zdolność do kontrolowania rozwoju guza i przerzutów (Nunes i in. 2024; Lee i in. 2022). Wyniki te podkreślają potencjał iwermektyny w przezwyciężaniu ograniczeń konwencjonalnych chemioterapii, szczególnie w przypadku nowotworów charakteryzujących się wysoką opornością i agresywnymi przerzutami.

Działanie iwermektyny – celowanie prosto w piętę achillesową raka: nowotworowe komórki macierzyste i przerzuty – jest zjawiskiem unikalnym. Poprzez precyzyjne blokowanie krytycznych szlaków sygnałowych, takich jak WNT/β-katenina, Notch i Hedgehog, osłabia ona możliwość samoodnowy komórek macierzystych i inicjację guza. Blokada EMT zapobiega również rozprzestrzenianiu się przerzutów poprzez ograniczenie mobilności i inwazyjności komórek nowotworowych. Ten podwójny efekt w połączeniu z wysoką selektywnością iwermektyny sprawia, że jest ona obiecującym kandydatem do przyszłej terapii przeciwnowotworowej.

Inny przykład z mojej praktyki: 70-letni ojciec Pawła z Polski chorował na nieuleczalnego raka płuc z przerzutami do mózgu, wątroby i kości. Przyjmował 1,5 mg/kg masy ciała iwermektyny i 1000 mg mebendazolu dziennie. Po trzech miesiącach przerzuty do wątroby i kości były ledwo widoczne na tomografii komputerowej, a przerzuty do mózgu znacznie się zmniejszyły – znak, że iwermektyna uderza w korzenie raka. Ten przypadek daje nam nadzieję!

W prostych słowach: Iwermektyna – niszczyciel korzeni raka

Nowotwór jest złe drzewo, które rośnie dziko i rozsiewa swoje nasiona po całym ciele, by wyhodować nowe guzy. Korzenie tego drzewa są szczególnie paskudne – małe, ale niebezpieczne „korzenie guza", które utrzymują go przy życiu i pozwalają mu odrosnąć bez względu na to, ile razy go odetniesz. Korzenie te są bardzo wytrzymałe i ignorują takie metody leczenia jak chemioterapia czy radioterapia. Ale teraz pojawia się iwermektyna – sprytny ogrodnik, który dokładnie wie, jak wyrwać te korzenie i raz na zawsze zatrzymać rozrost tego drzewa!

W jaki sposób iwermektyna to robi? Cóż, korzenie guza mają „centrum kontroli", które wykrzykuje rozkazy jak wściekły szef: „Rośnij dalej, twórz nowe guzy!". Iwermektyna wyłącza to centrum kontroli, tak jakby odłączała prąd. Bez instrukcji korzenie nie mogą tworzyć nowych guzów ani odnawiać się. To tak, jakby iwermektyna oszukiwała korzenie, aby w końcu uschły i się poddały. Oprócz tego przełącza również inne przełączniki, które do tego momentu sprawiały, że korzenie były żywotne. Iwermektyna sprawia, że korzenie nowotworowe tracą swoją siłę i nie są w stanie zaopatrywać nowych fabryk nowotworowych. To celny cios, który uderza bezpośrednio w korzenie raka!

Najlepsze jednak dopiero przed nami: iwermektyna powstrzymuje „plany podróży" komórek nowotworowych! Normalnie pakują one swoje walizki, podróżują po organizmie i budują nowe miasta nowotworowe w innych narządach, takich jak wątroba lub kości. Jest to niezwykle niebezpieczne, ponieważ umożliwia rozprzestrzenianie się raka. Iwermektyna wydaje zatem wyraźny „zakaz podróżowania"! Przykleja się do komórek nowotworowych tak, jakby mocowała je za pomocą superkleju, dzięki czemu nie mogą się one nigdzie przemieszczać. Bez możliwości podróży rak może być trzymany w ryzach, a nowe guzy nie mają szansy się uformować. To tak, jakby iwermektyna zamykała drzwi miasta nowotworów, aby nikt nie mógł uciec!

Jest jednak jeszcze lepiej: naukowcy przetestowali, jak iwermektyna radzi sobie w porównaniu z popularnymi lekami przeciwnowotworowymi – okazało się, że często przebija je skutecznością! W przypadku raka piersi iwermektyna była lepsza od znanego leku, ponieważ powodowała, że guzy kurczyły się bardziej. W przypadku raka trzustki była również lepsza od innego standardowego leku i sprawiała, że guzy ulegały znacznemu zmniejszeniu. To tak, jakby w zawodach polegających na wyrywaniu korzeni guza, iwermektyna pokonywała inne metody leczenia!

Krótko mówiąc, iwermektyna to zabójca korzeni raka; atakuje wstrętne korzenie nowotworu, osłabia je i powstrzymuje przed przemieszczaniem się. Jest jak ogrodnik, który wyrywa złe drzewo nowotworowe wraz z korzeniami, aby już nigdy nie odrosło.

8. Iwermektyna – immunoterapia w walce z rakiem

Iwermektyna okazuje się potężnym narzędziem w terapii nowotworów, ponieważ w ukierunkowany sposób aktywuje układ odpornościowy, skutecznie zwalcza komórki nowotworowe i wzmacnia działanie innych terapii. Precyzyjnie ingerując w złożone interakcje układu odpornościowego, iwermektyna zmienia mikrośrodowisko guza – twierdzę obronną, którą nowotwory budują, by chronić się przed mechanizmami obronnymi organizmu, aby bez przeszkód rozwijać się i przerzutować (Sadeq i in. 2025). Ta ingerencja jest nie tylko atakiem na komórki nowotworowe, ale także nowym sposobem, by uczynić je podatnymi na inne metody leczenia. To sprawia, że iwermektyna jest strategicznym sojusznikiem w walce z rakiem.

Sercem tego procesu są makrofagi, wszechstronne komórki odpornościowe, które działają niczym strażnicy organizmu i odgrywają kluczową rolę w obronie przed nowotworami. W kontekście choroby nowotworowej często pojawiają się one jako makrofagi związane z guzem (TAM – *tumor-associated macrophages*), przyjmując groźną postać tzw. fenotypu M2. Makrofagi M2 wspierają wzrost guza poprzez wytwarzanie cytokin przeciwzapalnych – przekaźników układu odpornościowego – i czynników wzrostu, które odżywiają guzy, tłumią odpowiedź immunologiczną i ułatwiają przerzuty.

Działają jak zdrajcy, chroniąc i wzmacniając guzy zamiast je zwalczać. Właśnie w tym miejscu pojawia się iwermektyna: przeprogramowuje ona pronowotworowe makrofagi M2 na przeciwnowotworowy fenotyp M1, który wysyła sygnały prozapalne (Baghli i in. 2024).

Transformacja mikrośrodowiska guza przez iwermektynę stanowi główny aspekt jej działania. Poprzez specyficzne przeprogramowanie makrofagów, iwermektyna przekształca immunosupresyjne środowisko, które chroni, pielęgnuje i wspomaga wzrost guza, w dynamiczną, immunostymulującą strefę, w której komórki nowotworowe zostają osłabione i stają się bardziej podatne na atak. Proces transformacji to nie tylko bezpośredni atak na same guzy, ale także potężne wzmocnienie własnych mechanizmów obronnych organizmu, zmieniające dynamikę walki z rakiem na korzyść organizmu i otwierające nowe perspektywy leczenia.

Makrofagi, które występują w nowotworach jako makrofagi związane z guzem (TAM), odgrywają kluczową rolę w jego mikrośrodowisku. W swoim fenotypie M2 działają jak zdrajcy, którzy sabotują obronę immunologiczną poprzez produkcję cytokin przeciwzapalnych – posłańców układu odpornościowego – takich jak interleukina-10 (IL-10). IL-10 obniża siłę odpowiedzi immunologicznej poprzez tłumienie aktywności innych komórek odpornościowych, zwłaszcza limfocytów T. W ten sposób tworzy chronione środowisko, w którym guzy mogą rosnąć i bez przeszkód przerzutować (Peerzada i in. 2022).

Iwermektyna odwraca tę dynamikę poprzez przeprogramowanie makrofagów M2 na przeciwnowotworowy fenotyp M1, który uwalnia cytokiny prozapalne, takie jak czynnik martwicy nowotworu alfa (TNF-α) i interleukina-12 (IL-12) (Zhang i wsp. 2008). Te substancje przekaźnikowe działają jak sygnał alarmowy, który mobilizuje układ odpornościowy i tworzy środowisko zapalne, w którym komórki nowotworowe są bezpośrednio atakowane. TNF-α ułatwia apoptozę – zaprogramowaną śmierć komórek nowotworowych, podczas gdy IL-12 wspiera różnicowanie komórek pomocniczych T, które koordynują cytotoksyczną odpowiedź immunologiczną. Proces ten przekształca mikrośrodowisko guza w pole bitwy, na którym własne mechanizmy obronne organizmu zyskują przewagę (Maruta i in. 2010).

Mechanizmem w tym kontekście kluczowym jest umożliwianie aktywności cytotoksycznych limfocytów T przez makrofagi M1 (Stolfi i in. 2023). Te wyspecjalizowane komórki odpornościowe rozpoznają antygeny nowotworowe – charakterystyczne cechy powierzchni komórek nowotworowych – i precyzyjnie je eliminują, niczym snajper likwidujący wrogie cele. Iwermektyna usprawnia ten proces poprzez zwiększenie produkcji prozapalnych substancji przekaźnikowych, które z kolei aktywują limfocyty T i zwiększają ich siłę ataku.

Jednocześnie iwermektyna hamuje sygnały przeciwzapalne emitowane przez makrofagi M2, w szczególności IL-10, która normalnie hamuje aktywność komórek T. Zmniejszając poziom IL-10, iwermektyna wyzwala obronę immunologiczną, dzięki czemu cytotoksyczne limfocyty T i inne komórki odpornościowe, takie jak komórki NK (tzw. naturalni zabójcy), mogą z pełną siłą atakować guzy. To podwójne podejście – aktywacja mechanizmów prozapalnych i jednoczesne tłumienie sygnałów hamujących układ odpornościowy – jest jak otwarcie bram oblężonej twierdzy, czyniące guzy podatnymi na atak immunologiczny.

Głęboka modyfikacja mikrośrodowiska guza przez iwermektynę może odwrócić równowagę między wzrostem nowotworu a obroną organizmu, przechylając ją na korzyść układu odpornościowego – co stanowi decydujący krok w skutecznej terapii przeciwnowotworowej. Właściwości immunomodulacyjne iwermektyny sprawiają, że jest ona czymś więcej niż tylko suplementem w terapii nowotworów. Reaktywując układ odpornościowy, iwermektyna sprawia, że komórki nowotworowe są bardziej podatne na inne metody leczenia, takie jak chemioterapia, radioterapia lub immunoterapia.

W szczególności wzmacnia działanie inhibitorów punktów kontrolnych, które pobudzają limfocyty T do atakowania konkretnie komórek nowotworowych. Inhibitory te, takie jak przeciwciała antyPD-1, blokują „hamulce" układu odpornościowego, dzięki czemu limfocyty T mogą działać przeciwko nowotworom bardziej agresywnie. Iwermektyna wzmacnia ten efekt, przekształcając mikrośrodowisko guza w strefę przyjazną dla układu odpornościowego (Stolfi i in. 2023).

Badania pokazują, że iwermektyna w połączeniu z chemioterapeutykami, takimi jak doksorubicyna, zwiększa regresję guza w modelach przedklinicznych poprzez wzmocnienie odpowiedzi immunologicznej i uwrażliwienie komórek nowotworowych na uszkodzenia chemioterapeutyczne (Furusawa i in. 2000). Te synergistyczne efekty czynią iwermektynę strategicznym wzmacniaczem, który łączy konwencjonalne terapie w potężny sojusz.

W prostych słowach: Iwermektyna – immunologiczne turbo przeciwko rakowi

Wyobraźmy sobie układ odpornościowy jako śpiących strażników, którzy nie mogą dopaść guza – paskudnej bandy rabusiów. Komórki nowotworowe przekradają się, budują swoją fortecę i robią, co im się żywnie podoba. Iwermektyna jest głośnym sygnałem alarmowym, który pobudza strażników do działania! Sprawia, że stają sprawni, bystrzy i gotowi do polowania na złodziei, aż ci w końcu zostaną zmuszeni do ucieczki. Dzięki iwermektynie układ odpornościowy staje się turbozespołem, który nie pozostawi guzów w spokoju nawet na sekundę!

Jak to się dzieje? Cóż, wewnątrz guza znajdują się strażnicy-zdrajcy – siły obrony, która nie tylko chroni raka, ale w rzeczywistości pomaga mu rosnąć i stawać się coraz groźniejszym. Wyobraź sobie, że owi zdrajcy dają nowotworom pożywienie, broń i miejsca do ukrycia! Iwermektyna odwraca sytuację: przekształca zdrajców w prawdziwych obrońców organizmu. Zamiast wspierać guza, teraz atakują go z pełną siłą, a na dodatek wzywają posiłki – innych wojowników odpornościowych, takich jak limfocyty T – i osłabiają bandę rabusiów. Twierdza nowotworu? Nagle nie jest już bezpieczną fortecą, ale otwartym polem bitwy, na którym komórki nowotworowe nie mają szans!

Najlepsze jest jednak to, że iwermektyna odcina „szlaki zaopatrzeniowe" guza. Komórki nowotworowe stale potrzebują dostaw, aby rosnąć – potrzebują nowych dróg krwi, którymi docierają do nich pożywienie i tlen. Iwermektyna paraliżuje te drogi, tak jakby wysadzała mosty, przez które do nowotworu docierają dostawy zaopatrzenia. Bez nich guz staje się mniejszy, słabszy i bardziej bezbronny. To tak, jakby iwermektyna kradła dostawy kierowane do nowotworu i izolowała go od świata zewnętrznego, podczas gdy on desperacko szuka zapasów!

To jeszcze nie wszystko: iwermektyna daje również impuls innym sposobom obrony w walce z rakiem. Wyobraźmy sobie, że chemioterapia lub radioterapia są jak łucznicy strzelający do nowotworowej twierdzy. Normalnie komórki nowotworowe mogą się uchylić lub wzmocnić swoje mury. Jednak iwermektyna burzy te mury i sprawia, że guzy stają się bezbronne. Łucznicy – tacy jak leki lub promieniowanie – uderzają teraz znacznie mocniej, ponieważ komórki nowotworowe są już osłabione. Iwermektyna wspomaga działanie leków chemioterapeutycznych, takich jak cisplatyna, dzięki czemu uderzają one jeszcze mocniej, ponieważ guzy nie mają już żadnej osłony. To tak, jakby iwermektyna otwierała drzwi i tym samym dawała innym wojownikom wolną drogę!

Krótko mówiąc, iwermektyna to wzmacniacz odporności, który budzi uśpionych strażników organizmu, zdrajców w guzie zmienia w bohaterów, odcina drogi, którymi zaopatrzenie dociera do złych komórek, a także osłabia guzy przed ostatecznym ciosem. Przekształca twierdzę nowotworową w pole bitwy, na którym banda rabusiów nie ma szans w otwartej walce.

9. Iwermektyna – sprawdzony lek o wyjątkowym profilu bezpieczeństwa

Wykazano, że iwermektyna jest nie tylko skuteczna, ale także wyjątkowo bezpieczna, nawet w dawkach znacznie przekraczających standardowe zastosowania. Ten imponujący profil bezpieczeństwa sprawia, że iwermektyna jest obiecującym kandydatem w terapii nowotworów, gdzie kluczowa jest wysoka tolerancja i minimalne skutki uboczne.

W przeciwieństwie do wielu konwencjonalnych leków przeciwnowotworowych, które często mają poważne ograniczenia ze względu na swoją toksyczność, iwermektyna stanowi bezpieczną podstawę, która otwiera nowe możliwości terapeutyczne i budzi nadzieję na skojarzone metody leczenia.

Wyjątkowy profil bezpieczeństwa iwermektyny został potwierdzony w wielu badaniach klinicznych, w których sprawdzano jej tolerancję zarówno u zdrowych ochotników, jak i u pacjentów z różnymi chorobami. Seria badań z udziałem zdrowych ochotników wykazała, że nawet bardzo wysokie pojedyncze dawki, tj. do 2 mg na kilogram masy ciała – dawka, która jest znacznie wyższa niż w zwykłym zastosowaniu przeciwpasożytniczym, gdzie wynosi około 0,2 mg/kg masy ciała, były doskonale tolerowane (Baghli i in. 2024). Badania te pokazują, że iwermektyna nie powoduje poważnych skutków ubocznych nawet przy intensywnym dawkowaniu, które może być konieczne w eksperymentalnych terapiach przeciwnowotworowych. Możliwość podawania tak wysokich dawek bez znaczącego ryzyka odróżnia iwermektynę od innych środków, których dawki często są ograniczone toksycznością leku.

Jeszcze bardziej godne uwagi są wyniki badań z udziałem pacjentów chorych na raka, którzy przyjmowali iwermektynę w dużych dawkach przez dłuższy czas. W jednym z badań uczestnicy otrzymywali do 1 mg na kilogram masy ciała dziennie przez okres 180 dni, co jest dawką, która może być odpowiednia do długotrwałego leczenia w onkologii. Pomimo tak intensywnej terapii, nie udokumentowano żadnych poważnych skutków ubocznych. Jest to bardzo istotna zaleta, zwłaszcza w porównaniu z konwencjonalnymi środkami chemioterapeutycznymi, które często wiążą się ze znaczną toksycznością (Benítez i in. 1999). Możliwość stosowania iwermektyny w wysokich stężeniach przez wiele miesięcy bez narażania bezpieczeństwa pacjentów podkreśla jej wyjątkowy potencjał i czyni ją idealnym kandydatem do innowacyjnych strategii leczenia.

Kolejne przełomowe badanie kliniczne, opublikowane w październiku 2002 roku w renomowanej bazie danych *PubMed*, potwierdza wyjątkowe bezpieczeństwo i tolerancję iwermektyny w wysokich dawkach (Guzzo i in. 2002). W tym podwójnie ślepym, kontrolowanym teście placebo z udziałem 68 ochotników badano wpływ wyższych i częstszych dawek na organizm ludzki – ze szczególnym uwzględnieniem możliwych skutków ubocznych, zwłaszcza dotyczących ośrodkowego układu nerwowego. Uczestnicy otrzymywali 30 lub 60 mg iwermektyny trzy razy w tygodniu lub pojedyncze dawki 12 mg dziennie.

Wyniki były imponujące: nawet przy tak wysokich dawkach nie zaobserwowano żadnych oddziaływań toksycznych w organizmie, w mózgu ani w układzie nerwowym. Najczęstszy efekt uboczny –

tymczasowe rozszerzenie źrenic – nie wykazywał znaczących odchyleń od grupy placebo i był klinicznie nieistotny. Inne działania niepożądane, takie jak odczuwanie łagodnego zmęczenia lub bólu głowy, były porównywalne do tych występujących u osób otrzymujących placebo. Ponadto nie znaleziono dowodów na to, by ryzyko zwiększało się wraz ze wzrostem dawki. Wyniki te pokazują, że iwermektyna jest niezwykle bezpiecznym lekiem, nawet w warunkach znacznie wykraczających poza standardowe stosowanie.

Innym aspektem, który po raz kolejny świadczy o bezpieczeństwie iwermektyny, jest jej dobrze scharakteryzowana farmakokinetyka, która daje wgląd w procesy wchłaniania, dystrybucji i wydalania leku z organizmu. Po podaniu pojedynczej dawki od 30 do 120 mg, iwermektyna osiąga maksymalne stężenie we krwi po około czterech godzinach, co pozwala na szybkie wchłanianie leku. Okres półtrwania wynosi około 18 godzin, co oznacza, że lek pozostaje w organizmie wystarczająco długo, aby rozwinąć swoje działanie bez nadmiernej kumulacji. Ponadto badania wykazały, że kumulacja iwermektyny w organizmie – nawet przy wielokrotnym podawaniu – jest minimalna, co dodatkowo zmniejsza ryzyko wystąpienia długotrwałych skutków ubocznych.

Ten wyjątkowy profil bezpieczeństwa sprawia, że iwermektyna jest idealna nie tylko do stosowania w monoterapii, ale także w leczeniu skojarzonym, które staje się coraz ważniejsze w nowoczesnej terapii przeciwnowotworowej. Badania przedkliniczne wykazały, że iwermektyna może wzmacniać działanie innych substancji czynnych, takich jak chemioterapeutyki i immunomodulatory, lub substancji uzupełniających, takich jak naltrekson w niskiej dawce (LDN) i artesunat.

Iwermektyna wzmacnia na przykład skuteczność środków chemioterapeutycznych, takich jak doksorubicyna, uwrażliwiając komórki nowotworowe na uszkodzenia chemioterapeutyczne, bez zwiększania toksyczności leczenia. Może również wspierać działanie immunomodulatorów, takich jak inhibitory punktów kontrolnych, poprzez wzmocnienie odpowiedzi immunologicznej w mikrośrodowisku guza (Draganov i in. 2021). Te synergistyczne efekty otwierają zupełnie nowe perspektywy dla praktyki klinicznej, ponieważ mogą zwiększyć skuteczność terapii przeciwnowotworowych bez narażania pacjentów na dodatkowe ryzyko.

Połączenie wysokiej tolerancji, minimalnych skutków ubocznych i zdolności do wzmacniania innych terapii sprawia, że iwermektyna jest unikalnym narzędziem w leczeniu nowotworów. Wyniki badań takich jak te przeprowadzone przez Beníteza i Guzza podkreślają, że iwermektyna jest nie tylko bezpieczna, ale także wszechstronna, co odróżnia ją od wielu konwencjonalnych leków przeciwnowotworowych. Dla pacjentów i ich rodzin ten profil bezpieczeństwa jest promykiem nadziei, ponieważ daje możliwość prowadzenia intensywnych terapii przy niskim ryzyku.

W prostych słowach: Iwermektyna – bezpieczny pomocnik w walce z rakiem

Pomyśl o iwermektynie jako o silnym, łagodnym sprzymierzeńcu, który zwalcza komórki nowotworowe niczym rycerz w lśniącej zbroi, nie szkodząc przy tym Twojemu organizmowi. Ten sprawdzony lek jest prawdziwym ideałem jeśli idzie o bezpieczeństwo: mocno uderza w guzy, ale pozostaje delikatny niczym tarcza ochronna, osłaniając Cię przed uszkodzeniem. Naukowcy w wielu badaniach wykazali, że nawet bardzo wysokie dawki iwermektyny – o wiele wyższe niż te, których normalnie potrzebujesz – nie wyrządzają żadnej szkody. To tak, jakby iwermektyna za pomocą magicznej sztuczki spychała komórki rakowe w kąt, jednocześnie stanowiąc dla Ciebie bezpieczną przystań!

W jaki sposób iwermektyna to robi? Otóż iwermektyna jest jak niezawodny pomocnik, który natychmiast wkracza do akcji. Zaledwie kilka godzin po spożyciu rozwija swoją moc, jakby silnik pracował na pełnych obrotach. Pozostaje w organizmie na tyle długo, aby zwalczyć guzy, a następnie znika, nie kumulując się i nie powodując problemów. Jest niczym gość, który pomógł wykonać zadanie, a następnie cicho wyszedł, nie pozostawiając po sobie bałaganu.

Najlepsze dopiero przed nami: iwermektyna to prawdziwy gracz zespołowy! Działa ramię w ramię z innymi lekami przeciwnowotworowymi, takimi jak chemioterapia lub leki wspomagające, na przykład niskodawkowy naltrekson (LDN), i czyni je jeszcze bardziej skutecznymi. Wyobraź sobie chemioterapię jako łucznika celującego w guzy. Iwermektyna rozbija ściany ochronne komórek nowotworowych, pozwalając strzałom dolecieć do celu. Albo pomyśl o witaminie B17 jako o dodatkowym wojowniku – iwermektyna daje jej impuls do przypuszczenia jeszcze silniejszego ataku na nowotwór. Wszystko to dzieje się bez tworzenia nowych ograniczeń i bez szkody dla organizmu. To tak, jakby iwermektyna tworzyła silną drużynę, która atakuje komórki nowotworowe bez względu na wszystko!

Naukowcy dokładnie to wszystko sprawdzili. W dużych badaniach, podczas których ludzie przyjmowali spore dawki iwermektyny przez okres kilku miesięcy, nie wystąpiły prawie żadne problemy, co najwyżej niewielkie zmęczenie. W porównaniu z wieloma lekami przeciwnowotworowymi, które mogą mieć naprawdę poważne skutki uboczne, iwermektyna jest jak łagodny olbrzym, który uderza mocno, ale tylko w guzy. To właśnie czyni ją tak wyjątkową: daje znaczącą przewagę w walce z rakiem bez konieczności martwienia się o nieprzyjemne skutki uboczne. W skrócie: iwermektyna to bezpieczny pomocnik, który atakuje komórki nowotworowe z pełną siłą.

10. Iwermektyna – w jaki sposób przenosi inne terapie przeciwnowotworowe na nowy poziom

W terapiach skojarzonych z innymi uzupełniającymi środkami przeciwnowotworowymi, iwermektyna wykazuje zdolność do wzmacniania działania uznanych leków przeciwnowotworowych, a jednocześnie wykorzystuje słabości komórek nowotworowych w ukierunkowany sposób. Zdolność iwermektyny do zakłócania funkcji mitochondriów, reaktywacji apoptotycznych szlaków sygnałowych i zwiększania wrażliwości komórek nowotworowych czyni ją ważnym lekiem w onkologii. Wzmacnia też ona działanie innych substancji zwalczających raka, takich jak witamina B17, mebendazol, fenbendazol, naltrekson w niskich dawkach, omeprazol lub tamoksyfen, poprzez jednoczesne atakowanie słabych punktów komórek nowotworowych.

Połączenie iwermektyny z witaminą B17 otwiera podwójną linię ataku na metabolizm komórek nowotworowych. Podczas gdy witamina B17 hamuje kinazę dehydrogenazy pirogronianowej i zwiększa fosforylację oksydacyjną w mitochondriach, iwermektyna wzmacnia ten efekt poprzez aktywację mitochondrialnego szlaku apoptozy i nadprodukcję reaktywnych form tlenu (ROS), powodujących stres komórkowy, który poważnie wpływa na komórki nowotworowe

(Zhang i in. 2022). Ta podwójna blokada metaboliczna pozbawia komórki nowotworowe źródła energii i czyni je bardziej podatnymi na dalsze leczenie.

W połączeniu z cymetydyną, dobrze znanym blokerem kwasów, iwermektyna również wykazuje działanie synergistyczne, które specyficznie zmienia mikrośrodowisko guza. Cymetydyna obniża wartość pH w środowisku guza, co ułatwia wchłanianie środków chemioterapeutycznych do komórek nowotworowych. Jednocześnie iwermektyna hamuje szlak sygnałowy WNT/β-kateniny, który jest niezbędny do samoodnowy i przeżycia nowotworowych komórek macierzystych. To podwójne działanie nie tylko poprawia skuteczność chemioterapii, ale także trwale osłabia komórki nowotworowe (Samy i in. 2023).

Iwermektyna okazała się również silnym i niezawodnym partnerem w terapii hormonalnej. W połączeniu z tamoksyfenem, sprawdzonym lekiem przeciwko nowotworom hormonozależnym, takim jak rak piersi, iwermektyna pokazuje, w jaki sposób zwiększa wrażliwość komórek rakowych na terapie endokrynologiczne (Naeem i in. 2024). Dotyczy to również naturalnej blokady hormonalnej przez indolo-3-karbinol; podczas gdy tamoksyfen i indolo-3-karbinol blokują receptory estrogenowe, działanie iwermektyny polega na zakłócaniu szlaków metabolicznych i mechanizmów apoptotycznych

(Juarez i in. 2020). To wielowarstwowe podejście nie tylko minimalizuje wzrost guza, ale także zmniejsza ryzyko oporności – jednego z największych wyzwań w leczeniu raka.

Badania przedkliniczne (Zhang i in. 2022) potwierdzają imponującą skuteczność tych kombinacji. Jednoczesne podawanie iwermektyny i innych substancji czynnych doprowadziło do znacznego zmniejszenia wielkości guza i zwiększenia wskaźnika przeżywalności. Na szczególną uwagę zasługuje sposób, w jaki iwermektyna moduluje mikrośrodowisko guza: poprzez przeprogramowanie makrofagów związanych z guzem z protumoralnego fenotypu M2 do antytumoralnego fenotypu M1, wzmacnia się własna obrona immunologiczna organizmu. To nie tylko zmniejsza rozrost guza, ale także hamuje przerzuty (Baghli i in. 2024).

Siła iwermektyny polega na jej wszechstronności i zdolności do wywoływania efektów synergicznych w terapiach skojarzonych. Lek ten atakuje komórki nowotworowe na kilku frontach jednocześnie – od blokady metabolicznej po modulację układu odpornościowego – a tym samym umożliwia innowacyjne podejście do optymalizacji terapii przeciwnowotworowej. Dzięki iwermektynie jako katalizatorowi, przyszłe terapie mogą być bardziej skuteczne i ukierunkowane, przezwyciężając oporność i utrzymując w ryzach nawet agresywne nowotwory.

Terapia iwermektyną w połączeniu z fenbendazolem może skutecznie uzupełniać konwencjonalne metody leczenia. Jednym z przykładów z mojej praktyki jest 72-letni pacjent, u którego zdiagnozowano niedrobnokomórkowego raka płuc (NSCLC) w stadium IV. Po rozpoczęciu chemioterapii w zaawansowanym stadium, po dwóch cyklach uzupełnił leczenie iwermektyną (48 mg/dzień) i fenbendazolem (444 mg/dzień). Badanie TK po miesiącu wykazało znaczne zmniejszenie objętości guza: 1,5-centymetrowy guzek w lewym dolnym płacie zmniejszył się do 0,5 cm (66%), guzek wielkości 1,4 cm w prawym środkowym płacie zmniejszył się do 0,7 cm (50%). %). Pacjent zgłaszał mniejszą duszność i znacznie lepszą jakość życia. Terapię kontynuowano pod regularnym nadzorem w celu obserwacji dalszego postępu.

W prostych słowach: Iwermektyna – wzmacniacz zespołu przeciwko rakowi

Pomyśl o komórkach nowotworowych jak o nieustępliwych złoczyńcach, którzy bronią się przed atakiem. Iwermektyna jest sprytnym liderem, który zamienia inne terapie przeciwnowotworowe, takie jak witamina B17, niska dawka naltreksonu lub tamoksyfen – w superdrużynę! Bierze na siebie złoczyńców i daje innym broniom turbo moc.

Jak to działa? Iwermektyna osłabia „elektrownie" w komórkach nowotworowych i odpala małe, siejące chaos bomby, które wytrącają je z synchronizacji. W połączeniu z działaniem witaminy B17, wyprowadza podwójny cios: rak traci paliwo i ostatecznie zostaje pokonany. Wraz z cymetydyną blokującą kwasy, iwermektyna sprawia, że twierdza, w której chronią się zbójcy, staje się dla nich toksyczna, dzięki czemu inne leki mogą łatwiej dostać się do środka i zaatakować. A w połączeniu z tamoksyfenem? Iwermektyna blokuje specjalne umiejętności komórek nowotworowych, podczas gdy tamoksyfen je wyłącza – działają jak doskonale zaplanowana zasadzka!

Jest jednak jeszcze lepiej: iwermektyna budzi „policję organizmu", zamieniając strażników-zdrajców chroniących nowotwór w wojowników, którzy aktywnie go zwalczają. To nie tylko sprawia, że nowotwór zmniejsza, ale także zapobiega jego rozprzestrzenianiu się. Krótko mówiąc: iwermektyna to wzmacniacz, który przyspiesza terapie, uderza w komórki rakowe we wszystkich kierunkach i wzmacnia układ odpornościowy – prawdziwy lider zespołu!

11. Iwermektyna w świetle nauki

Wszystko zaczęło się w 1979 roku, kiedy Satoshi Ōmura z Kitasato Institute odkrył ten niezwykły lek – co zostało zasłużenie uhonorowane Nagrodą Nobla w dziedzinie medycyny w 2015 roku. Pierwotnie opracowana w celu zwalczania chorób takich jak ślepota rzeczna, iwermektyna zmieniła miliony istnień ludzkich: od czasu jej zatwierdzenia przez FDA w 1987 roku, każdego roku zażywało ją prawie 250 milionów ludzi – lek ten ma dosłownie globalny zasięg.

Iwermektyna wywołała prawdziwą zmianę paradygmatu w badaniach medycznych, wykazując imponujące działanie przeciwnowotworowe na co najmniej 15 różnych szlakach – i nie jest to bynajmniej sama teoria, lecz fakt udowodniony licznymi badaniami *in vitro* i *in vivo*. Doskonałe podsumowanie tych mechanizmów można znaleźć w pracy Mingyang Tang i in. (2021), podczas gdy Loftalizadeh i in. (2022) zwięźle podsumowują główne strategie przeciwnowotworowe. Tym, co czyni iwermektynę tak niezwykłą, jest fakt, że atakuje ona komórki nowotworowe z niemal każdego możliwego kierunku – niczym mistrz strategii okrążający wroga.

Zacznijmy od sposobu, w jaki iwermektyna dosłownie zmusza komórki nowotworowe do popełnienia samobójstwa: indukuje apoptozę (zaprogramowaną śmierć komórki), autofagię (samostrawienie komórki) i piroptozę (prozapalną formę śmierci komórki). To tak, jakby iwermektyna przeprogramowywała mechanizmy samozniszczenia komórek (Zhang i in. 2019; Kaur i in. 2020). Jednocześnie hamuje zarówno rozwój, jak i wzrost guza poprzez specyficzne blokowanie szlaków sygnałowych WNT i YAP1, które normalnie napędzają niekontrolowany wzrost komórek (Diao i in. 2019). Co więcej, wzmacnia strategię ataku poprzez hamowanie szlaków Akt/mTOR i MAPK, zapobiegając w ten sposób ekspansji i rozprzestrzenianiu się komórek nowotworowych (Mansour 2023).

Ale to dopiero początek. Iwermektyna idzie jeszcze dalej: zatrzymuje migrację, inwazję i przerzuty komórek nowotworowych – i jest to prawdziwy przełom, ponieważ 70% wszystkich nowotworów zależy od sygnalizacji PAK1, którą iwermektyna po mistrzowsku blokuje (Hussain i in. 2023). Zapobiega również przejściu nabłonkowo-mezenchymalnemu (EMT), procesowi, który sprawia, że komórki rakowe są mobilne i inwazyjne. Specyficznie hamuje również helikazę RNA, która ma kluczowe znaczenie dla migracji komórek (Wang i in. 2016).

Jakby tego było mało, iwermektyna sieje spustoszenie również w mitochondriach komórek nowotworowych. Zaburza biogenezę mitochondriów i selektywnie zwiększa reaktywne formy tlenu (ROS) w komórkach nowotworowych, powodując ich dosłowne załamanie pod wpływem stresu oksydacyjnego (Dai i in. 2021). Jednocześnie zmienia mikrośrodowisko guza poprzez aktywację szlaku P2X7 i immunogenną śmierć komórki (ICD), co znacznie hamuje wzrost i rozprzestrzenianie się nowotworów (Nörenberg i in. 2012; Draganov i in. 2015).

Iwermektyna koncentruje się w szczególności na nowotworowych komórkach macierzystych, które są odpowiedzialne za rozwój, progresję i nawroty nowotworów (Dominguez–Gomez i in. 2018). Pozbawia ona te szczególnie uparte typy komórek ich podstawy do życia. Ponadto, hamując angiogenezę nowotworową, zapobiega tworzeniu się nowych naczyń krwionośnych, których guzy potrzebują do dostarczania składników odżywczych (Hussain i in. 2023). To jednak jeszcze nie wszystko: iwermektyna wykazuje działanie antymitotyczne, zakłócając prawidłowe funkcjonowanie tubuliny – białka kluczowego dla podziału komórek. Zakłócenie cyklu komórkowego prowadzi do zahamowania wzrostu guza (Liu i in. 2020).

Iwermektyna może również przezwyciężyć wielolekową oporność nowotworów, jedno z największych wyzwań we współczesnej onkologii (Jiang i in. 2019; Juarez i in. 2018). Krótko mówiąc, jest to lek, który atakuje raka na każdym poziomie i z każdego kierunku – prawdziwe precyzyjne narzędzie. Iwermektyna jest czymś więcej niż tylko dodatkiem do istniejącej terapii. Jest to potężne narzędzie, które popycha naukę do ponownego zdefiniowania granic tego, co jest możliwe.

W badaniach przedklinicznych iwermektyna wykazuje obiecującą aktywność przeciwko różnym nowotworom, w tym rakowi płuc, poprzez blokowanie szlaków sygnałowych, takich jak PAK1, i promowanie apoptozy (Man-Yuan Li i in. 2023). Zwłaszcza w połączeniu z innymi środkami, takimi jak pochodne benzimidazolu, zwiększa regresję guza i hamuje przerzuty, co czyni ją potencjalnym partnerem w terapii przeciwnowotworowej (Ding i in. 2024).

Iwermektyna wykazuje niesamowity potencjał jako środek przeciwnowotworowy. Zakres nowotworów, które może atakować, jest imponujący. Badania laboratoryjne (zarówno *in vitro*, jak i *in vivo*) wykazały, że iwermektyna ma zdolność do specyficznego eliminowania różnych komórek nowotworowych.

Jest to szczególnie istotne w związku z tak zwanymi „turbonowotworami" (Hussain i in. 2023). Najczęściej obserwowane typy turbonowotworów obejmują chłoniaki, guzy mózgu, rak piersi, rak okrężnicy i rak płuc. Ale lista jest dłuższa – obejmuje również białaczki, raka wątroby i pęcherzyka żółciowego, raka jąder, mięsaki i czerniaki.

Wpływ iwermektyny na raka piersi, zwłaszcza potrójnie ujemnego raka piersi, jest niezwykły (Draganov i in. 2021). Iwermektyna jest skuteczna przeciwko rakowi piersi, a także rakowi jajnika poprzez hamowanie szlaków sygnałowych, takich jak NF (Gupta i in. 2025). Przykład z mojej praktyki: 52-letnia kobieta z Bawarii z hormonozależnym rakiem piersi łączyła 250 mg mebendazolu dziennie z 12 mg iwermektyny trzy razy w tygodniu oraz z suplementami takimi jak berberyna, LDN, witamina B17 i indolo-3-karbinol. Po roku była wolna od raka, wyniki jej badań były w normie, a rezonans magnetyczny nie wykazywał żadnych nieprawidłowości. Do tego zapierającego dech w piersiach sukcesu doprowadziły ją jej odwaga i ukierunkowana terapia skojarzona.

Iwermektyna wydaje się wykazywać szczególną skuteczność również w przypadku glejaków, w tym glejaków wielopostaciowych (glioblastoma) (Soni i in. 2020). Na liście nowotworów, przeciwko którym iwermektyna może być skuteczna, znajdują się również białaczki takie jak AML i CML, które są jednymi z najbardziej śmiertelnych form raka (Gregianin i in. 2020).

Rak jelita grubego, kolejny powszechny i niebezpieczny nowotwór, również wykazuje wrażliwość na iwermektynę (Juarez i in. 2018). Sytuacja wygląda podobnie w przypadku raka wątroby i pęcherzyka żółciowego, a także raka wątrobowokomórkowego, raka dróg żółciowych i raka trzustki – wszystkich rodzajów raka o wyjątkowo niskim wskaźniku przeżywalności (Intuyod i in. 2019). Zespołowi naukowców z Brazylii udało się wykazać, w jaki sposób iwermektyna zatrzymuje wzrost komórek w gruczolakoraku żołądka, powszechnej formie raka żołądka (Silva i in. 2022).

Iwermektyna wykazuje również potencjał w zaawansowanym stadium raka płuc, czerniaka, raka nerkowokomórkowego i raka urotelialnego (nabłonka wyściełającego drogi moczowe – przyp. red.). Ponadto jej działanie jest obecnie badane w przypadkach raka żołądka, raka prostaty i raka jamy nosowo-gardłowej (Steen i in. 2024).

Zakres terapeutyczny iwermektyny sprawia, że jest ona narzędziem wykraczającym daleko poza jej pierwotne wskazanie jako leku przeciwpasożytniczego. To tak, jakby odkryto zapomniany skarb w świecie leków, dający możliwość walki nawet z najbardziej agresywnymi i trudnymi do leczenia nowotworami. Dzięki tego typu lekom możemy stać właśnie u progu rewolucji w terapii nowotworów.

Badanie przeprowadzone w październiku 2022 roku przez Jiana Liu i jego zespół dostarczyło nam fascynującego wglądu w mechanizmy molekularne stojące za imponującym działaniem przeciwnowotworowym iwermektyny (Liu i in. 2022). Lek ten okazuje się wszechstronnym wojownikiem w walce z rakiem, oddziałując na imponującą liczbę szlaków molekularnych.

Zacznijmy od PAK1, kluczowego gracza w autofagii. Iwermektyna działa jako inhibitor PAK1 i wykazuje skuteczność w leczeniu raka piersi, raka jajnika, glejaka, a nawet guzów NF2 (Hashimoto i in. 2009). Wspomaga również śmierć komórek w raku jamy nosowo-gardłowej i czerniaku – jest to wszechstronny cel, który wpływa na wiele typów nowotworów (Kaur i in. 2024). Ale to dopiero początek. Iwermektyna indukuje również apoptozę – klasyczną zaprogramowaną śmierć komórki – w komórkach glejaka, przewlekłej białaczki szpikowej, raka piersi i raka jajnika. Dzieje się to za pośrednictwem mechanizmu zależnego od kaspaz, który działa jak ukierunkowane polecenie oczyszczania terenu (Nörenberg i in. 2012).

Jedną z najbardziej intrygujących cech iwermektyny jest jej zdolność do indukowania immunogennej śmierci komórki (ICD), w szczególności poprzez sygnalizację P2X7. Metoda ta jest ukierunkowana zwłaszcza na potrójnie ujemnego raka piersi, nowotwór szczególnie agresywny i trudny do leczenia (Dou i in. 2016). Ponadto iwermektyna hamuje szlak sygnalizacyjny YAP1 – kluczowy mechanizm w przypadkach raka wątroby i dróg żółciowych, raka jelita grubego, raka jajnika i żołądka – i ma szerokie działanie przeciwnowotworowe (Nambara i in. 2017).

Blokuje również szlak sygnałowy WNT, który odgrywa kluczową rolę w progresji, różnicowaniu i przerzutowaniu nowotworów. Ogranicza w ten sposób nie tylko wzrost guza w raku jelita grubego i płuc, ale także zatrzymuje powstawanie nowotworowych komórek macierzystych, nieśmiertelnych czynników powodujących nawrót nowotworu i oporność na terapię (Yonezawa i in. 2022).

Ale to nie wszystko: iwermektyna stymuluje również apoptozę komórek czerniaka poprzez szlak TF3, hamuje działanie helikazy RNA, a tym samym zapobiega inwazji i proliferacji komórek glejaka (Hu i in. 2024). Atakuje szlak peptydowy SID, a tym samym zatrzymuje progresję raka piersi, przywracając nawet wrażliwość na tamoksyfen i jego naturalną alternatywę indolo-3-karbinol, ważny lek na raka piersi (Naeem i in. 2024). Hamując szlak Akt/mTOR, celuje w mitochondria komórek nowotworowych poprzez ograniczenie ich zaopatrzenia w tlen, co jest szczególnie skuteczne w przypadku nowotworów aktywnych metabolicznie, takich jak rak piersi, białaczka i chłoniak (Wang i in. 2016).

Iwermektyna zadziwia również jako inhibitor angiogenezy – zapobiega tworzeniu się nowych naczyń krwionośnych, których guzy potrzebują do wzrostu (Hussain i in. 2023). Jednocześnie ma działanie antymitotyczne, które blokuje podział komórek, a tym samym dodatkowo osłabia nowotwór.

Skuteczność iwermektyny wobec nowotworowych komórek macierzystych i przerzutów porównano w badaniach przedklinicznych z uznanymi środkami chemioterapeutycznymi. W modelach raka piersi iwermektyna była bardziej skuteczna niż paklitaksel, lek powszechnie stosowany w terapii raka piersi (Nunes i in. 2022). W badaniach nad rakiem trzustki iwermektyna przewyższała gemcytabinę, standardowy lek stosowany w tym rodzaju nowotworu, znacznie zmniejszając masę i rozmiar guza (AMS Aarvik 2024). Przede wszystkim oznacza to, że możemy oczekiwać znacznie więcej od połączenia konwencjonalnego leczenia medycznego i iwermektyny niż od każdej z tych terapii osobno.

12. Przegląd nowotworów, które można leczyć iwermektyną

W badaniach przedklinicznych i klinicznych oraz w opisach przypadków iwermektyna wykazuje szerokie spektrum skuteczności przeciwko różnym rodzajom nowotworów, w szczególności przeciw nowotworom agresywnym i przerzutującym. Poniższa tabela podsumowuje rodzaje nowotworów, które mogą być leczone z użyciem iwermektyny, powiązane metody leczenia, mechanizmy działania i badania naukowe – w oparciu o aktualne wyniki badań i doświadczenie praktyczne (2025). Stanowi ona przegląd potencjału iwermektyny jako wszechstronnego narzędzia w terapii nowotworów, jest jednak jedynie wyborem spośród wielu możliwości, który w żadnym wypadku nie został tu wyczerpany.

Rodzaj nowotworu	**Leczenie**	**Mechanizm działania**	**Źródła**
rak piersi (potrójnie ujemny, hormonozależny)	iwermektyna w monoterapii lub w skojarzeniu	hamowanie PAK1, NF-κB, Akt/mTOR; apoptoza; immunogenna śmierć komórki (ICD); przywrócenie wrażliwości na chemioterapię	Draganov i in. 2021; Hashimoto i in. 2009; Nörenberg i in. 2012; Dou i in. 2016; Naeem i in. 2024; Wang i in. 2016
rak płuc	iwermektyna w monoterapii lub w skojarzeniu	blokada WNT, PAK1; apoptoza; hamowanie komórek macierzystych raka	Hussain i in. 2023
rak okrężnicy	iwermektyna samodzielnie lub w skojarzeniu	hamowanie WNT, YAP1; apoptoza; zapobieganie przerzutom	Juarez i in. 2018

Rodzaj nowotworu	Leczenie	Mechanizm działania	Źródła
glejaki/glejak wielopostaciowy	iwermektyna w monoterapii lub w skojarzeniu	apoptoza; hamowanie działania helikazy RNA; zapobieganie inwazji komórek	Soni i in. 2020; Hashimoto i in. 2009; Nörenberg i in. 2012
białaczki (AML, CML)	iwermektyna w monoterapii	apoptoza; hamowanie rozwoju nowotworowych komórek macierzystych	Gregianin i in. 2020; Nörenberg i in. 2012; Wang i in. 2016
rak wątroby/pęcherzyka żółciowego (HCC, rak dróg żółciowych)	iwermektyna w monoterapii lub w połączeniu	hamowanie YAP1, Akt/mTOR; apoptoza	Intuyod i in. 2019
rak wątroby/pęcherzyka żółciowego (HCC, rak dróg żółciowych)	iwermektyna w monoterapii lub w połączeniu	hamowanie YAP1, Akt/mTOR; apoptoza	Intuyod i in. 2019
rak trzustki	iwermektyna w monoterapii lub w skojarzeniu	apoptoza; hamowanie komórek macierzystych nowotworu; skuteczność większa niż gemcytabiny	AMS Aarvik 2024
rak żołądka (gruczolakorak)	iwermektyna w skojarzeniu	hamowanie YAP1; apoptoza	Silva i in. 2022
czerniaki	iwermektyna w monoterapii	apoptoza poprzez szlak TF3; hamowanie komórek macierzystych raka	Kaur i in. 2024

Rodzaj nowotworu	Leczenie	Mechanizm działania	Źródła
rak nerkowo-komórkowy	iwermektyna w skojarzeniu	apoptoza; hamowanie angiogenezy	Steen i in. 2024
rak moczowodu	iwermektyna w skojarzeniu	apoptoza; hamowanie angiogenezy	Steen i in. 2024
rak jajnika	iwermektyna w monoterapii lub w skojarzeniu	hamowanie NF-κB, YAP1; apoptoza; hamowanie nowotworowych komórek macierzystych	Gupta i in. 2025; Hashimoto i in. 2009; Nörenberg i in. 2012
rak prostaty	iwermektyna w skojarzeniu	apoptoza; hamowanie rozwoju nowotworowych komórek macierzystych	Steen i in. 2024
rak jamy nosowo-gardłowej	iwermektyna w monoterapii	apoptoza; hamowanie rozwoju nowotworowych komórek macierzystych	Kaur i in. 2024
rak jądra	iwermektyna w skojarzeniu	apoptoza; hamowanie rozwoju nowotworowych komórek macierzystych	Hussain i in. 2023
mięsaki	iwermektyna w monoterapii	apoptoza; hamowania angiogenezy	Hussain i in. 2023

W prostych słowach: Iwermektyna – wszechstronny środek w walce z rakiem

Iwermektyna jest jak superbohater, który dziesiątki lat temu walczył z pasożytami, a teraz święci triumfy jako zabójca raka! Wszechstronny lek, początkowo ratujący życie i zdrowie milionom ludzi, pokazuje nam teraz, że może też niszczyć nowotwory, atakując je wszystkich stron – niczym ninja znający tysiące sztuczek!

Jak to działa? Iwermektyna zmusza komórki nowotworowe do samozniszczenia, tak jakby naciskała przycisk „off". Zatrzymuje ich wzrost, udaremnia ich plany i blokuje ich wolę wędrówki, aby nie mogły się rozprzestrzeniać. Brak nowych dróg zaopatrzenia dla guza? Tak jest! Iwermektyna eliminuje nawet najbardziej najgorszych superzłoczyńców – korzenie raka – aby już więcej nie powróciły.

To jednak jeszcze nie wszystko: iwermektyna powoduje chaos w komórkach nowotworowych, paraliżując ich „elektrownie" i zalewając je stresem. Pobudza „policję organizmu" do polowania na nowotwór, a nawet łamie szyfry, których używa on do obrony przed lekami. W pojedynkę lub w zespole – iwermektyna to strzał w dziesiątkę!

Krótko mówiąc, iwermektyna jest jak wszechstronny środek, który atakuje raka pod każdym kątem, osłabia go i przynosi nową nadzieję – stara gwiazda z nowym blaskiem!

13. Iwermektyna i jej dawkowanie – ile wystarczy?

Kwestia optymalnego dawkowania iwermektyny w terapii nowotworów staje się coraz ważniejsza, ponieważ dane przedkliniczne i kliniczne potwierdzają jej działanie przeciwnowotworowe. Badania pokazują, że wyższe dawki mogą być konieczne, aby zapobiec wzrostowi guza i skutecznie hamować przerzuty, ale bezpieczeństwo takich dawek ma kluczowe znaczenie. Baghli i wsp. (2024) donoszą, że dawki 1,0–2,0 mg/kg masy ciała wykazują znaczną skuteczność w agresywnych nowotworach bez poważnych skutków ubocznych. Wyniki te potwierdzają de Castro i wsp. (2020), którzy badali ciągłe podawanie iwermektyny w wysokich dawkach u pacjentów z ostrą białaczką szpikową i nie stwierdzili żadnych znaczących działań toksycznych. Ich wyniki sugerują, że iwermektyna może być bezpiecznie podawana w wysokich dawkach, co potwierdza możliwość jej ponownego zastosowania w terapii przeciwnowotworowej. Dane te podkreślają potrzebę indywidualnego dostosowania dawki pod nadzorem lekarza w celu zapewnienia maksymalnej skuteczności przy minimalnym ryzyku.

Staje się zatem coraz bardziej jasne, że działanie przeciwnowotworowe iwermektyny zależne jest od dawki – im wyższa dawka, tym silniejszy efekt. Hipotezę tę potwierdza kilka opisów przypadków.

Zalecana standardowa dawka wynosi 12 mg trzy razy w tygodniu, zawsze w te same dni tygodnia. Wykazano, że taka dawka jest bezpieczna i w dużej mierze wolna od skutków ubocznych.

Staje się też coraz bardziej jasne, że iwermektyna, zwłaszcza w dawkach od 1,0 do 2,0 mg/kg masy ciała, ma potencjał nie tylko do hamowania wzrostu guza, ale także do atakowania przerzutów i znacznego zmniejszenia poziomu markerów nowotworowych (Baghli i in. 2024).

Jednak kwestia dokładnego dawkowania pozostaje złożona, w związku z czym pilnie potrzebne są dalsze badania. Dawkowanie jest zawsze zindywidualizowane i musi być prowadzone przez lekarza specjalistę, dlatego ważne jest też, aby terapia iwermektyną była nadzorowana przez doświadczonego lekarza.

Chociaż czekamy na szerzej zakrojone badania kliniczne, hipoteza, że pacjenci z rakiem mogą odnieść korzyści z leczenia wysokimi dawkami iwermektyny jest więcej niż prawdopodobna. Jesteśmy dopiero na początku tej drogi, ale dotychczasowe odkrycia są przełomowe, choć przez długi czas brakowało dowodów naukowych.

Iwermektyna – więcej, niż wcześniej zakładano. Badanie, które zmienia wszystko

Data 19 września 2024 roku to kamień milowy w nowoczesnej terapii nowotworów – data, która może zwiastować nową erę w historii lecze-

nia raka iwermektyną. Tego dnia opublikowano badanie, które odegra ważną rolę we współczesnej onkologii.

Moje najgłębsze podziękowania kieruję do Ilyesa Baghli, Pierricka Martineza i ich zespołu za wizjonerską pracę oraz do dra Paula Marika za jego przełomowe odkrycia dotyczące zmiany przeznaczenia sprawdzonych leków, zwłaszcza iwermektyny. Badanie, o którym mowa, opublikowane w Journal of Orthomolecular Medicine, stanowi punkt zwrotny (Baghli i in. 2024). Do tego czasu społeczność medyczna zakładała, że dla onkologii istotne są tylko niskie dawki iwermektyny oparte na zastosowaniach przeciwpasożytniczych. Jednak raporty terenowe i wstępne zastosowania kliniczne wskazywały na coś znacznie większego: wcześniej niedoceniany, niesamowity efekt leczenia przy znacznie wyższych dawkach.

Teraz dysponujemy naukowo uzasadnionymi dowodami: dawki od 1,0 do 2,0 mg/kg masy ciała wykazują znaczący wpływ na agresywne nowotwory przy minimalnych skutkach ubocznych. To zmienia wszystko. Po raz pierwszy lekarze na całym świecie otrzymali oparte na dowodach podstawy do bezpiecznego stosowania iwermektyny w skutecznych dawkach. Odkrycia te mają już praktyczny wpływ – apteki produkują obecnie kapsułki 40 mg i 60 mg, co znacznie ułatwia pacjentom ich stosowanie. Jednocześnie wyższe stężenie sprawia, że terapia staje się tańsza.

Badanie to jest jednak czymś więcej niż tylko publikacją akademicką. Otwiera ono drzwi do nowej ery leczenia raka. Przez dziesięciolecia onkologia koncentrowała się na coraz droższych, bardziej złożonych nowych rozwiązaniach, podczas gdy prostym, niedrogim substancjom aktywnym poświęcano niewiele uwagi. Teraz okazuje się, że iwermektyna może zmienić ten paradygmat. Publikacja wspomnianego badania przeszła rygorystyczny proces wzajemnej weryfikacji, co oznacza, że mamy teraz nie tylko hipotezy lub niepotwierdzone raporty, ale przede wszystkim solidne, naukowo udowodnione dane, które torują drogę do powszechnego stosowania leku.

Dla mnie osobiście to badanie potwierdza wszystko, co zaobserwowałem przez lata. Stanowi ono naukową podstawę dla tego, czego pacjenci i lekarze już doświadczają w praktyce: iwermektyna ma potencjał nie tylko do spowolnienia raka, ale też do kontrolowania go w sposób ukierunkowany – z precyzją, której tradycyjna onkologia nie może zaoferować. Na czym polega podstawowa różnica? Teraz nie mamy już rozproszonego doświadczenia, ale twarde fakty. Oznacza to koniec spekulacji i początek opartego na dowodach, ustrukturyzowanego zastosowania.

Szczególnie przełomowym aspektem tych badań jest skupienie się na komórkach macierzystych raka – odpornych komórkach odpowiedzialnych za przerzuty, oporność na terapię i nawroty choroby. Pod-

czas gdy tradycyjna chemioterapia często zawodzi, jeśli chodzi o eliminację tych komórek, ta nowa strategia wykazuje imponujące wyniki. W mojej praktyce medycznej idę jednak o krok dalej: zamiast celować tylko w komórki macierzyste, nasze protokoły dotyczą całej biologii guza. Oznacza to, że kilka mechanizmów działania zostaje aktywowanych jednocześnie, a nowotwór jest atakowany z wielu stron. Nie ma sprzeczności między naszą praktyką a badaniami Baghli i Martineza, wręcz przeciwnie – ich odkrycia udoskonalają nasze podejście. Ich praca koncentruje się na molekularnej precyzji w walce z komórkami macierzystymi raka, my skupiamy się również na całej tkance nowotworowej. Jest to symbioza nauki i praktyki, która otwiera drzwi do nowej terapii przeciwnowotworowej.

To nie tylko interesująca nowość – to zmiana paradygmatu. Dotarliśmy do punktu, w którym badania nad rakiem i sama terapia muszą się zasadniczo zmienić. Nie opierać się już na dogmatach i interesach ekonomicznych, ale na nauce, logice i sukcesach klinicznych. Nadchodzące lata pokażą, że protokół iwermektyny jest nie tylko obiecującym dodatkiem, ale może potencjalnie oznaczać różnicę między życiem a śmiercią. Zmiana jest nie do zatrzymania. To początek nowej ery w onkologii – a rozwój ten zasadniczo zmieni system opieki zdrowotnej.

W prostych słowach: Iwermektyna – łowca wielu rodzajów nowotworów

Wyobraź sobie iwermektynę jako wszechstronnego superagenta polującego na całą bandę nowotworowych złoczyńców! Nawet jeśli chodzi o paskudne turbonowotwory, takie jak rak piersi, guzy mózgu czy rak płuc – iwermektyna ma je wszystkie na celowniku i uderza tam, gdzie boli.

W jaki sposób to robi? Otóż agent iwermektyna rozprawia się ze szczególnie agresywnymi typami nowotworów, takimi jak potrójnie ujemny rak piersi lub złośliwe guzy mózgu w taki sposób, jakby wysadzał w powietrze ich kryjówki. Pokazuje również swoją moc w przypadku raka krwi, raka wątroby, raka okrężnicy i czerniaka. Nawet trudne przypadki, takie jak rak trzustki lub rak jajnika, mogą być zwalczane za pomocą iwermektyny – to agent, który zna każdego wroga!

A co najlepsze, nowe badania wskazują, że wyższe dawki mogą działać jeszcze lepiej. To tak, jakby superagent nagle otrzymał turbogadżet! Ale uwaga: określenie właściwej dawki bezwzględnie wymaga pomocy specjalisty.

Krótko mówiąc, iwermektyna jest łowcą nowotworów, który atakuje wiele rodzajów raka, uderza mocno i przynosi nową nadzieję osobom dotkniętym chorobą i ich krewnym – jest naprawdę wszechstronna!

14. Iwermektyna w praktyce. Opisy przypadków, które dają do myślenia

Badanie opublikowane we wrześniu 2023 roku w renomowanym czasopiśmie *Cancer Chemotherapy and Pharmacology* (Man-Yuan Li i in. 2023) dostarcza przełomowych informacji na temat iwermektyny i jej wpływu na gruczolakoraki płuc. Wyniki są fascynujące: iwermektyna wykazała silne działanie przeciwnowotworowe zarówno w hodowlach komórkowych (*in vitro*), jak i w eksperymentach na zwierzętach (*in vivo*). Naukowcy odkryli, że lek działa na kilku poziomach. Hamuje wzrost i podział komórek nowotworowych, wyzwala apoptozę – zaprogramowaną śmierć komórki – i zwiększa autofagię, proces komórkowy, w którym uszkodzone lub zbędne składniki są rozkładane i poddawane recyklingowi.

Najważniejszym punktem badania było odkrycie, że iwermektyna blokuje białko PAK1. Białko to jest nadmiernie aktywne w komórkach raka płuc i wiąże się z gorszymi rokowaniami dla osób nim dotkniętych. Hamując działanie PAK1, iwermektyna przerywa cykl życiowy komórek nowotworowych, zapobiega ich podziałom i ostatecznie prowadzi do ich śmierci.

Wyniki przedkliniczne zostały poparte badaniami na zwierzętach, w których iwermektyna znacząco zmniejszyła rozmiar guza u myszy z rakiem płuc.

PAK1 – prawdziwie mistrzowskie białko

PAK1 to prawdziwy mistrz wśród białek – kluczowy gracz jeśli chodzi o przetrwanie komórek, ich wzrost i kancerogenezę. Należy do rodziny kinaz aktywowanych przez p21 i kontroluje cały szereg procesów biologicznych, w tym ruch komórek, sygnalizację i ekspresję genów. Krótko mówiąc, gdyby komórki miały lidera, byłby nim PAK1.

Tu jednak robi się niebezpiecznie. PAK1 jest bezlitośnie nadaktywne w wielu typach nowotworów. Napędza niekontrolowany wzrost, umożliwia przerzuty i sprawia, że komórki nowotworowe są oporne na terapie. W szczególności w raku piersi, glejaku, raku jajnika, raku prostaty i raku trzustki, winą PAK1 jest często to, że komórki nowotworowe są praktycznie niezwyciężone.

Jest jednak dobra wiadomość: PAK1 można zaatakować. Leki takie jak iwermektyna i niektóre substancje naturalne, takie jak kurkumina, wykazują obiecujące efekty w blokowaniu tego białka. Hamując PAK1, można zatrzymać wzrost guza, zapobiec przerzutom i przywrócić wrażliwość komórek nowotworowych na chemioterapię i radioterapię.

Jaki z tego wniosek? PAK1 jest głównym graczem w biologii raka, ale nie jest przeciwnikiem niezwyciężonym. Dzięki odpowiednim inhibitorom, takim jak iwermektyna, może stać się jednym z decydujących celów w terapii przeciwnowotworowej.

Badania takie jak to przeprowadzone przez Man-Yuan Li i in. (2023) pokazują, że iwermektyna hamuje wzrost guza, wyzwala apoptozę i zatrzymuje podział komórek, zwłaszcza w raku płuc.

Przykład z mojej praktyki: 50-letni Marko z Chorwacji miał raka jelita grubego z przerzutami, który blokował 60% jego jelita. Po niepowodzeniu chemioterapii zaczął przyjmować 120 mg iwermektyny i 1776 mg fenbendazolu dziennie. Dawka, której mu nie zalecałem i którą chciał przyjmować na własne ryzyko. Po miesiącu guz zmniejszył się o dwie trzecie, a po sześciu miesiącach Marko był wolny od raka. Przypadek ten pokazuje wpływ iwermektyny na wzrost guza. Takie wyniki podkreślają jej potencjał dla dalszych badań klinicznych.

Wyniki te są nie tylko fascynujące, ale także alarmujące: iwermektyna może być niedrogą i skuteczną opcją w terapii raka. Jej liczne mechanizmy działania, w połączeniu z dostępnością i bezpieczeństwem, czynią z niej obiecującego kandydata do dalszych badań klinicznych. Chociaż badania w tej dziedzinie są wciąż w powijakach, dotychczasowe odkrycia otwierają ekscytującą perspektywę: co by było, gdyby prosty, niedrogi lek, taki jak iwermektyna, miał potencjał do całkowitego przedefiniowania onkologii? Odpowiedź na to pytanie może zrewolucjonizować przyszłość terapii przeciwnowotworowej.

Jeden z najbardziej niezwykłych przypadków został udokumentowany przez dr Tess Lawrie *w Deseret Review* (wrzesień 2021 roku).

Jest ona założycielką British Ivermectin Recommendation Development (BIRD) Group – zainicjowała powstanie BIRD, czyli grupy naukowców i lekarzy opowiadających się za ponowną oceną iwermektyny w leczeniu chorób zakaźnych i terapii nowotworów.

Dr Lawrie opisuje kilka przypadków. Pacjent o imieniu Rick, który cierpiał na przerzutowego raka jelita grubego w stadium IV, miał ponure rokowania. Jednak po przyjęciu wysokich dawek iwermektyny stało się coś nieoczekiwanego – jego markery nowotworowe spadły z niewiarygodnego poziomu 1489 do zaledwie 4,7. W tym samym czasie jego przerzuty zwapniały i skurczyły się. Ten spektakularny wynik wskazuje na niezwykłe działanie iwermektyny, szczególnie w przypadku raków agresywnych i w zaawansowanych stadiach.

Kolejny imponujący przypadek dotyczy pacjentki z przerzutowym rakiem jajnika, która była leczona przez dr Tess Lawrie (Lawrie 2022). Jej markery nowotworowe (Ca125) zmniejszyły się z 288 do zaledwie 22 po tym, jak otrzymała skojarzone leczenie chemioterapią i iwermektyną. Chirurg, który później wykonał biopsję, nie mógł w to uwierzyć: „Brak guza!". Badanie potwierdziło całkowitą remisję – bez żadnych aktywnych komórek nowotworowych.

Dr Lawrie przywołuje również osobiste historie, które także podkreślają potencjał iwermektyny. Amerykańska lekarka, dr Carola K., która sama cierpiała z powodu dużego guza pęcherzyka żółciowego, zdecydowała się na bardzo wysoką dawkę iwermektyny (2,0 mg na kilogram masy ciała). Rezultat był zdumiewający: guz zniknął całkowicie. Takie studia przypadków podsycają dyskusję na temat możliwości stosowania iwermektyny w onkologii.

Szczególnie uderzające są doniesienia o szybko rosnących nowotworach, tzw. turborakach. Dr Shankara Chetty, lekarz z Republiki Południowej Afryki, udokumentował przypadek pacjenta Thabo Bonganiego, u którego rozwinął się duży guz na szyi z przerzutami do płuc rozmiarem przypominającymi kule armatnie. Po trzech miesiącach leczenia wysokimi dawkami iwermektyny (ponad 2,4 mg na kilogram masy ciała dziennie) w połączeniu z laktoferyną przerzuty do płuc znacznie się zmniejszyły. Pacjent nie potrzebował już środków przeciwbólowych i wykazywał znaczną poprawę. Oczywiście są to tylko niepotwierdzone przykłady, ale są one godne uwagi i budzą nadzieję.

W ostatnich latach coraz więcej badań dotyczyło potencjalnych zastosowań iwermektyny w terapii nowotworów. Wyniki są zachęcające i oferują perspektywę tanich, skutecznych terapii. Jeśli chcesz dowiedzieć się więcej o naukowych podstawach badania wpływu iwermektyny na raka, w *Global Research* znajdziesz wiele interesujących informacji od dra Williama Makisa. Znajdziesz tam kompleksowy przegląd aktualnych odkryć w naukach medycznych, a ta kompilacja może pomóc w znacznym przyspieszeniu dyskusji na temat iwermektyny w onkologii.

W prostych słowach: Iwermektyna – szok dla raka, nadzieja dla pacjentów!

Wyobraź sobie iwermektynę jako tajnego agenta, który zaskakuje komórki rakowe i zmusza je do ucieczki! Badania i historie pacjentów pokazują, że ten lek ma to coś, co sprawia, że nowotwory słabną – działa na nie jak grom z jasnego nieba. Jak to się dzieje? W badaniach laboratoryjnych i na zwierzętach iwermektyna zatrzymuje komórki nowotworowe, spowalniając ich wzrost i powodując ich samozniszczenie – tak jakby złoczyńca sam sobie wcisnął przycisk „off". Rozbraja kluczowe białka, które napędzają rozwój nowotworu. Na przykład po leczeniu iwermektyną raka płuc u myszy, guzy uległy znacznemu zmniejszeniu!

A teraz bomba: u mężczyzny z poważnym rakiem jelita grubego markery nowotworowe spadły z 1489 do 4,7 – jego przerzuty uległy zwapnieniu! Kobieta z rakiem jajnika? Po zastosowaniu iwermektyny i chemioterapii guz zniknął, a lekarz był zdumiony: „Nic nie zostało!". Lekarka z nowotworem pęcherzyka żółciowego przyjmował wysokie dawki iwermektyny – i guz zniknął! Pacjent z przerzutami do płuc? Po iwermektynie nie odczuwał już bólu, a przerzuty się zmniejszyły.

Krótko mówiąc, iwermektyna może być czynnikiem szokowym w terapii nowotworów, który spowalnia komórki rakowe i budzi nadzieję zarówno u pacjentów, jak i ich krewnych – przytoczone prawdziwe historie to potwierdzają!

15. Iwermektyna – turbo immunologiczne o potencjale wykraczającym poza onkologię

Iwermektyna może być lekiem, który nie tylko w ukierunkowany sposób zwalcza infekcje, ale także precyzyjnie dostraja układ odpornościowy, tak aby reagował dokładnie tam, gdzie jest potrzebny – i powstrzymywał się tam, gdzie mógłby spowodować szkody. Dokładnie to robi iwermektyna. To znacznie więcej niż tylko lek przeciwpasożytniczy lub przeciwnowotworowy – to wysoce złożony immunomodulator. Jego zdolność do precyzyjnej regulacji układu odpornościowego czyni go jednym z najbardziej interesujących składników aktywnych naszych czasów. Działanie iwermektyny nie polega na prostym „włączaniu" lub „wyłączaniu" układu odpornościowego, ale na jego ukierunkowanym dostrajaniu: nadmierne reakcje są tłumione, a własne mechanizmy obronne organizmu ulegają wzmocnieniu.

Różne badania pokazują, że iwermektyna hamuje stan zapalny na poziomie molekularnym poprzez zmniejszenie produkcji cytokin prozapalnych, takich jak TNF-α, IL-6 i IL-1β (Chongzhi i in. 2012). Substancje te odgrywają kluczową rolę w najpoważniejszych reakcjach zapalnych w organizmie – od chorób autoimmunologicznych po nadmierne reakcje immunologiczne w ciężkich infekcjach. Oznacza to mniejsze uszkodzenia tkanek, mniej przewlekłych stanów zapalnych i mniej nadmiernej aktywności immunologicznej, która powoduje więcej szkody niż pożytku.

Iwermektyna idzie jednak jeszcze dalej. Ma silne działanie przeciwwirusowe, które jest skierowane przeciwko szerokiej gamie wirusów RNA. Mechanizm działania jest wręcz genialny: wiele wirusów wykorzystuje białko transportowe importynę-α/β, aby dostać się do jądra komórkowego i tam się replikować. Iwermektyna blokuje właśnie ten proces, dosłownie odcinając wirusom dostęp do ich „centrum obliczeniowego", a tym samym zakłócając ich zdolność do replikacji. Badania przedkliniczne wykazały, że iwermektyna może drastycznie zmniejszyć obciążenie wirusem – zadziałać niczym naturalny wyłącznik, który spowalnia wirusa zanim ten przejmie całkowitą kontrolę nad organizmem (Wagstaff i in. 2012).

Jeszcze bardziej imponująca jest podwójna strategia immunomodulacyjna iwermektyny. Hamując nadmierny stan zapalny, jednocześnie zwiększa aktywność makrofagów, komórek dendrytycznych i komórek NK – wyspecjalizowanych jednostek układu odpornościowego, które wykrywają i eliminują zainfekowane lub zmutowane komórki. Jednocześnie zwiększa liczbę limfocytów T regulatorowych (Treg), które działają jak wewnętrzny punkt kontrolny i zapobiegają przejściu układu odpornościowego w tryb autodestrukcji. Właśnie ta równowaga między aktywacją a regulacją sprawia, że iwermektyna jest środkiem tak wyjątkowym (Zhang i in. 2022).

Odkrycie, że iwermektyna działa nie tylko jako środek przeciwnowotworowy, ale może również głęboko ingerować w regulację immunologiczną, jest jedną z największych niespodzianek medycznych ostatnich lat. A jednak to właśnie ta wszechstronność otwiera drzwi do zupełnie nowych zastosowań terapeutycznych. Iwermektyna to nie tylko lek – to paradygmat, który pokazuje, w jaki sposób istniejące cząsteczki dzięki inteligentnemu, ukierunkowanemu zastosowaniu mogą otworzyć zupełnie nowe możliwości dla medycyny.

Poniżej znajduje się lista chorób, w przypadku których terapia iwermektyną jest przydatna i skuteczna. Lista ta jest niekompletna i ma na celu jedynie przegląd możliwości tego niesamowitego leku. Szczegółowy opis tych opcji leczenia wymagałby innej książki.

1. **Choroby wirusowe** – badania wykazują, że iwermektyna ma właściwości przeciwwirusowe i może być skuteczna przeciwko różnym wirusom RNA, w tym:

- gorączka denga
- wirus Zika
- wirus Zachodniego Nilu
- wirus chikungunya

- grypa
- wirusowe zapalenie wątroby typu C
- HIV (we wczesnych badaniach przedklinicznych)
- SARS-CoV-2

2. **Infekcje bakteryjne** – badania wykazują, że iwermektyna ma również potencjalne właściwości przeciwbakteryjne, szczególnie przeciwko bakteriom opornym na antybiotyki:

- borelioza (choroba z Lyme) – potencjalne działanie przeciwko bakteriom Borrelia
- gruźlica – niektóre badania sugerują, że iwermektyna może hamować wzrost *Mycobacterium tuberculosis.*

3. **Choroby neurologiczne i autoimmunologiczne:**

- stwardnienie rozsiane (SM) – iwermektyna może mieć działanie przeciwzapalne i immunomodulujące, które może spowolnić postęp choroby
- reumatoidalne zapalenie stawów – ze względu na zdolność do modulowania cytokin zapalnych, iwermektyna może tu odgrywać rolę w leczeniu
- choroby neurodegeneracyjne (np. choroba Alzheimera, choroba Parkinsona) – istnieją dowody na to, że iwermektyna może hamować tworzenie się blaszek beta-amyloidowych, które mają znaczenie w chorobie Alzheimera.

4. **Choroby skóry:**

- trądzik różowaty – kremy z iwermektyną są już zatwierdzone i skuteczne w zwalczaniu reakcji zapalnych skóry
- łuszczyca – iwermektyna może pomóc złagodzić objawy ze względu na jej działanie przeciwzapalne
- egzema i zapalenie skóry – właściwości przeciwzapalne również tutaj mogą mieć znaczenie.

5. **Krew i choroby metaboliczne:**

- wysokie ciśnienie krwi (nadciśnienie) – badania pokazują, że iwermektyna może mieć wpływ na regulację ciśnienia krwi
- cukrzyca i insulinooporność – badany jest możliwy wpływ na metabolizm glukozy.

6. **Inne choroby:**

- zespół przewlekłego zmęczenia (CFS/ME) – niektóre opisy przypadków sugerują, że iwermektyna może pomóc pacjentom z CFS, prawdopodobnie poprzez działanie immunomodulujące
- fibromialgia – istnieją doniesienia, że iwermektyna może pomóc złagodzić objawy
- zaburzenia ze spektrum autyzmu (ASD) – istnieją teorie mówiące, że iwermektyna może odgrywać rolę w zmniejszaniu stanu zapalnego układu nerwowego.

W mojej praktyce towarzyszyłem 57-letniemu pacjentowi, który od miesięcy cierpiał na przewlekły kaszel po wirusowej infekcji płuc. Podczas wysiłku odczuwał ból w płucach i miał trudności z oddychaniem. Za moją radą rozpoczął leczenie iwermektyną (12 mg/dzień). Już po dwóch dniach poczuł się wyraźnie lepiej. Po trzech dniach problemy z oddychaniem prawie zniknęły, a ból ustąpił. Tydzień później kaszel prawie całkowicie ustąpił i pacjent mógł oddychać znacznie swobodniej. Jest to interesująca obserwacja, która wymaga dalszych badań klinicznych. W końcu oznacza to, że możemy osiągnąć większe bezpieczeństwo w stosowaniu i dawkowaniu, nawet niezależnie od nowotworu.

W prostych słowach: Iwermektyna – mistrz odporności, nie tylko w walce z rakiem

Wyobraź sobie iwermektynę jako genialnego dyrygenta, który doskonale dostraja układ odpornościowy jak orkiestrę! To nie tylko zabójca raka, ale wszechstronny talent, który wyostrza obronę organizmu i jednocześnie go uspokaja – jak trener, który dokładnie wie, kiedy przyspieszyć lub zahamować.

Jak to działa? Otóż iwermektyna tłumi dzikie „burze ogniowe", groźne pożary w organizmie, które powodują uszkodzenia podczas stanu zapalnego. Jednocześnie budzi „policję organizmu" – komórki, które polują na złoczyńców takich jak wirusy lub zmutowane komórki. Blokuje przedostawanie się paskudnych wirusów do „siedziby głównej" komórek, zapobiegając ich rozmnażaniu – niczym strażnik powstrzymujący najeźdźców! Co najlepsze, iwermektyna zapewnia równowagę: wzmacnia układ odpornościowy, nie przeciążając go i nie pozwalając mu na atakowanie samego organizmu. Niezależnie od tego, czy chodzi o raka, infekcje czy coś innego – to tak, jakby iwermektyna miała zestaw narzędzi na każde wyzwanie.

Krótko mówiąc, iwermektyna to prawdziwy maestro układu odpornościowego – rozbraja wirusy, przywraca równowagę i działa daleko poza sferą onkologii. Prawdziwa gwiazda wśród leków!

16. Streszczenie: Iwermektyna – obiecująca przyszłość w terapii nowotworów

Iwermektyna, niegdyś opracowana jako prosty środek przeciwpasożytniczy, okazuje się jedną z najbardziej interesujących substancji w nowoczesnej terapii przeciwnowotworowej. Badania naukowe pokazują, że nie tylko doprowadza komórki nowotworowe do zaprogramowanej śmierci komórkowej (apoptozy), ale także stymuluje autofagię – naturalny proces oczyszczania komórek, który rozkłada ich uszkodzone elementy i ogranicza wzrost guza. Ale to dopiero początek.

Wykazano, że iwermektyna zmniejsza guzy zarówno w hodowlach komórkowych, jak i w doświadczeniach na zwierzętach. Działa na wielu poziomach: w szczególności zakłóca metabolizm komórek nowotworowych, blokuje szlaki sygnałowe niezbędne dla podziału komórek i hamuje tworzenie nowych naczyń krwionośnych, których guzy potrzebują do dostarczania składników odżywczych. Jednocześnie zwiększa wrażliwość komórek nowotworowych na chemioterapię i radioterapię, tym samym poprawiając ich skuteczność.

Klucz tkwi w sposobie, w jaki iwermektyna zmusza komórki nowotworowe do samozniszczenia. Komórki nowotworowe zazwyczaj omijają naturalny mechanizm śmierci komórki, aby móc niekontrolowanie się rozmnażać. Iwermektyna przełamuje ten mechanizm ochronny poprzez bezpośrednią ingerencję w mitochondria – elektrownie komórkowe – i zwiększenie produkcji reaktywnych form tlenu (ROS). Zdrowe komórki mogą walczyć ze stresem oksydacyjnym, podczas gdy komórki nowotworowe nie są w stanie go zrekompensować i obumierają.

Działanie iwermektyny idzie jednak jeszcze dalej: lek ten wzmacnia odpowiedź immunologiczną organizmu poprzez uwalnianie antygenów nowotworowych, umożliwiając układowi odpornościowemu organizmu skuteczniejsze atakowanie pozostałych komórek nowotworowych. Jednocześnie sabotuje produkcję energii w mitochondriach komórek nowotworowych, dosłownie je głodząc. Rezultatem jest wysoce precyzyjny, wielowymiarowy atak na nowotwór – połączenie apoptozy, aktywacji immunologicznej i destrukcji metabolicznej.

Wpływ tego ostatniego na metabolizm komórkowy jest szczególnie rewolucyjny. Komórki nowotworowe w dużym stopniu polegają na glikolizie, nawet przy dostępności tlenu – zjawisko to znane jest jako efekt Warburga. Mechanizm ten zapewnia im szybką energię i budulec dla ich agresywnego wzrostu. Właśnie w tym miejscu do gry wkracza iwermektyna i blokuje enzymy takie jak kinaza pirogronianowa typu M2 (M2PK), które są niezbędne do glikolizy. Bez tego szlaku metabolicznego komórki nowotworowe znajdują się w energetycznym ślepym zaułku.

Działanie iwermektyny wykracza daleko poza zwykłe blokowanie dostaw energii – przekształca cały metabolizm komórek nowotworowych w chaotyczne pole bitwy. Masowo zwiększając ilość reaktywnych form tlenu (ROS), zmusza komórki nowotworowe do przeciążenia oksydacyjnego, którego nie są już w stanie zrekompensować. Zdrowe komórki mają silne mechanizmy ochronne przed tego rodzaju stresem – ale komórki nowotworowe ich nie posiadają. Rezultatem jest uszkodzenie DNA, dysfunkcja mitochondriów i nieuchronne załamanie całego systemu komórkowego. To właśnie sprawia, że iwermektyna jest tak zabójcza dla nowotworów, podczas gdy normalne komórki pozostają w dużej mierze nienaruszone.

Iwermektyna nie tylko osłabia komórki nowotworowe, ale dosłownie je niszczy, ponieważ czyni je bardziej wrażliwymi na inne terapie. Gdy zniszczone zostaje główne źródło energii komórek nowotworowych, stają się one bardziej podatne na chemioterapię, radioterapię i immunoterapię. Te synergiczne efekty mogą zrewolucjonizować cały paradygmat terapii nowotworowej.

To jednak dopiero początek. Komórki macierzyste raka – prawdziwi architekci przerzutów i nawrotów – są wrogiem niemal niezniszczalnym. Unikają konwencjonalnych terapii, regenerują guzy i zapewniają rakowi możliwość powrotu. Iwermektyna celuje konkretnie w te komórki, blokuje istotne szlaki sygnałowe i zmusza je do zaprogramowanej śmierci komórkowej. Jakby tego było mało, zapobiega również tak zwanemu przejściu nabłonkowo-mezenchymalnemu (EMT), które sprawia, że komórki nowotworowe stają się mobilne i umożliwia im migrację przez organizm. Mniej przerzutów, mniej nawrotów – decydujący krok naprzód.

Iwermektyna jednak nie poprzestaje na bezpośrednim ataku na komórki nowotworowe. Zmienia ona całe mikrośrodowisko guza i zmusza układ odpornościowy do walki z nowotworem. Makrofagi związane z nowotworem (TAM), które normalnie chronią raka, zostają przez iwermektynę radykalnie przeprogramowane. Nagle komórki te przekształcają się z komórek wspierających nowotwór w agresywne komórki atakujące go. Jednocześnie iwermektyna blokuje czynniki wzrostu, których nowotwory potrzebują do ukrwienia.

Mechanizmy ochronne nowotworu załamują się – układ odpornościowy atakuje mocniej, terapie działają lepiej.

Na koniec być może najbardziej niesamowity aspekt – bezpieczeństwo iwermektyny. Podczas gdy wiele leków przeciwnowotworowych ma listę toksycznych skutków ubocznych, iwermektyna jest wyjątkowo dobrze tolerowana. Nawet wysokie dawki, do 2 mg/kg masy ciała były tolerowane bez żadnych skutków ubocznych w badaniach – znacznie powyżej standardowych dawek dla chorób pasożytniczych. Długoterminowe badania z udziałem pacjentów chorych na raka wykazały, że dzienne dawki na poziomie 1 mg/kg masy ciała przez 180 dni nie powodowały żadnych poważnych skutków ubocznych. Lek o tak wysokim poziomie bezpieczeństwa i jednocześnie o tak spektakularnym działaniu? Absolutny wyjątek we współczesnej onkologii.

I właśnie to sprawia, że iwermektyna jest jednym z najbardziej ekscytujących kandydatów w terapii nowotworów. Niszczy komórki nowotworowe w ukierunkowany sposób, czyniąc je bardziej podatnymi na inne terapie i zmusza układ odpornościowy do walki – a wszystko to przy niespotykanym w onkologii poziomie bezpieczeństwa. Ta znana od dziesięcioleci substancja jest w trakcie redefiniowania całego pola gry.

IV. Mebendazol i fenbendazol – dwie bronie, jeden efekt

1. Iwermektyna zyskuje przewagę w walce z rakiem – mebendazol i fenbendazol są jej prawą i lewą ręką

Połączenie iwermektyny z benzimidazolami, takimi jak mebendazol lub fenbendazol, nie jest przypadkowe – to raczej precyzyjnie zaaranżowany sojusz, który bezlitośnie zapędza komórki nowotworowe w kozi róg. Te substancje czynne nie działają w izolacji, ale niczym strategicznie skoordynowany zespół, który atakuje raka z kilku kierunków, odsłania jego słabe punkty i przełamuje jego obronę. To tak, jakby opracowano wojskowy precyzyjny atak na nowotwory – skoordynowany, skuteczny i nieustępliwy.

Mebendazol i fenbendazol należą do tej samej rodziny związków chemicznych i atakują komórki nowotworowe poprzez destabilizację ich struktury. Zaburzają mikrotubule – rusztowania komórkowe, które są niezbędne do podziału i wzrostu komórek. Bez tego wsparcia komórki nowotworowe dosłownie zapadają się, ich wzrost zostaje zatrzymany, a podział komórkowy kończy się niepowodzeniem.

I właśnie w tym miejscu do gry wkracza iwermektyna – nie jako zwykły środek wspomagający, ale jako czynnik umożliwiający wyniesienie działania benzimidazoli na zupełnie nowy poziom. Iwermektyna blokuje kinazę PAK1 – enzym, którego wiele komórek nowotworowych używa do obrony przed atakiem. Jednocześnie destabilizuje funkcję mitochondriów komórek nowotworowych i zwiększa zaprogramowaną śmierć komórek (apoptozę). Oznacza to, że podczas gdy mebendazol i fenbendazol wywierają presję na komórki nowotworowe, iwermektyna odcina ich ostateczne ścieżki przetrwania. Rezultatem jest ofensywa molekularna, która nie daje komórkom nowotworowym prawie żadnej szansy na dostosowanie się lub rozwinięcie odporności.

To jednak nie wszystko. Iwermektyna odgrywa jeszcze jedną kluczową rolę – poprawia biodostępność mebendazolu i fenbendazolu. Badania pokazują, że iwermektyna zmienia przepuszczalność błony komórek nowotworowych, a tym samym zwiększa wychwyt innych składników aktywnych (Juarez i in. 2020).

Oznacza to, że mogą one skuteczniej przenikać do komórek nowotworowych i działać w wyższych stężeniach w miejscach docelowych. Mechanizm ten sprawia, że połączenie jest nie tylko synergiczne, ale także wyjątkowo skuteczne.

Te metody terapeutyczne to nie tylko teoria – opierają się one na zwiększającej się liczbie dowodów naukowych, które sugerują, że to połączenie leków może być decydującym przełomem w spersonalizowanej terapii raka.

Albo spójrzmy na to z wojskowego punktu widzenia: iwermektyna jest elitarną jednostką – precyzyjnym uderzeniem, które zapewnia decydujące zwycięstwo nad wrogiem. Ale zanim uderzy, mebendazol i fenbendazol posuwają się naprzód jako oddziały szturmowe, przełamując linię obrony, destabilizując infrastrukturę wroga i czyniąc go bezbronnym. Jest to zatem doskonale skoordynowana strategia wojenna – symbiotyczny atak, który nie pozostawia nowotworowi miejsca, do którego mógłby się wycofać.

Przyjrzyjmy się bliżej tym „oddziałom szturmowym": mebendazolowi i fenbendazolowi.

2. Rozwój mebendazolu – kamień milowy w walce z pasożytami

Historia sukcesu mebendazolu, leku z rodziny benzimidazoli, który miał zrewolucjonizować leczenie infekcji pasożytniczych, rozpoczęła się na początku lat siedemdziesiątych ubiegłego wieku. Został on opracowany przez Paula Janssena i jego zespół w Janssen Pharmaceutica w Belgii. Poszukiwali oni aktywnych składników, które skutecznie zwalczałyby pasożyty, a jednocześnie były bezpieczne dla ludzkiego organizmu. Struktura benzimidazolu okazała się obiecująca, ponieważ mogła celowo atakować pasożyty poprzez zakłócanie funkcji ich mikrotubul bez znaczącego uszkadzania ludzkich komórek.

Przełomowe odkrycie było wynikiem nowoczesnych metod przesiewowych, które umożliwiły Janssenowi i jego zespołowi przetestowanie związków selektywnie atakujących organizmy pasożytnicze. Mebendazol okazał się w tym kontekście niezwykle skuteczny, ponieważ specyficznie wiąże się z β-tubuliną – kluczowym elementem struktury mikrotubul – i hamuje jej polimeryzację. Hamowanie to upośledza podstawowe procesy, takie jak podział komórek i transport składników odżywczych pasożytów, co ostatecznie prowadzi do ich śmierci. To precyzyjne działanie na poziomie molekularnym położyło podwaliny pod rozwój innych pochodnych benzimidazolu, takich jak albendazol i tiabendazol, które również wniosły istotny wkład w terapię przeciwpasożytniczą.

Mebendazol został po raz pierwszy dopuszczony do obrotu w Europie w 1971 roku pod marką Vermox i szybko zyskał uznanie na całym świecie. Jego szeroka skuteczność przeciwko licznym pasożytom jelitowym i dobra tolerancja sprawiły, że stał się standardowym lekiem zarejestrowanym w ponad 100 krajach. Na szczególną uwagę zasługuje ścisła współpraca między Janssen Pharmaceutica i WHO, która wykorzystywała lek w zakrojonych na szeroką skalę kampaniach zdrowotnych mających na celu zwalczanie infekcji pasożytniczych w krajach rozwijających się. Mebendazol został celowo zaprojektowany tak, aby był łatwo dostępny, przystępny cenowo i bezpieczny – strategia, która zapewniła mu globalny sukces.

Szybkość rozprzestrzeniania się mebendazolu była bezprecedensowa. W ciągu kilku lat został on wykorzystany w zakrojonych na szeroką skalę kampaniach odrobaczania, które dotarły do milionów ludzi w regionach endemicznych zarażeń pasożytami. Połączenie skuteczności, bezpieczeństwa i łatwej dostępności sprawiło, że stał się on niezbędnym narzędziem w globalnej opiece zdrowotnej.

Dziś, ponad 50 lat po wprowadzeniu na rynek, mebendazol jest nadal jednym z najskuteczniejszych i najbezpieczniejszych leków przeciwpasożytniczych. Ale jego historia przybrała ostatnio nowy obrót: najnowsze badania sprawdzają jego potencjalne właściwości przeciwnowotworowe. Odkrycia te otwierają fascynujący nowy wymiar po pierwotnym etapie rozwoju mebendazolu i podkreślają, jak dalekosiężne i nieoczekiwane skutki może mieć ukierunkowana innowacja naukowa.

W prostych słowach: Iwermektyna i fenbendazol lub mebendazol – niepokonany duet w walce z rakiem

Komórki nowotworowe są jak okrutni bandyci atakujący miasto. Iwermektyna jest generałem, który atakuje z mebendazolem i fenbendazolem jako swoimi najlepszymi wojownikami u boku! Mebendazol i fenbendazol niszczą „narzędzia" wroga, uniemożliwiając mu kontynuowanie jego szaleńczej walki. Iwermektyna dezaktywuje kryjówki wroga i czyni go bezbronnym, wysysając z niego energię. Następnie wspólnie otwierają bramy miasta, aby obaj wojownicy mogli uderzyć jeszcze mocniej. To trio jest jak doskonale skoordynowany zespół, który spycha nowotwory do narożnika. Krótko mówiąc, iwermektyna, mebendazol i fenbendazol to niepokonane trio, które nie daje rakowi żadnych szans!

3. Mebendazol – od środka przeciwpasożytniczego do broni przeciwnowotworowej

Mebendazol okazał się ostatnio obiecującym lekiem w badaniach nad rakiem. Jego mechanizm działania głęboko ingeruje w centralne procesy biologii nowotworu i czyni go ukierunkowanym atakiem na komórki nowotworowe. Szczególnie godna uwagi jest jego zdolność do destabilizacji mikrotubul – rusztowania komórki – a tym samym do niszczenia podstawy podziału komórek nowotworowych.

Mikrotubule składają się z białka β-tubuliny i są odpowiedzialne za transport ważnych cząsteczek, podział komórek i utrzymanie ich kształtu. Można je sobie wyobrazić jako precyzyjny system szyn, w którym białka, organelle i substancje przekaźnikowe są transportowane do odpowiednich miejsc docelowych. Jednak podczas gdy w zdrowych komórkach mikrotubule działają sprawnie i w sposób zorganizowany, w komórkach nowotworowych zamieniają się w rodzaj chaotycznej autostrady bez żadnych obowiązujących zasad.

W zdrowych komórkach mikrotubule odgrywają kluczową rolę w podziale komórkowym (mitozie). Tworzą one wrzeciono mitotyczne, które prawidłowo rozprowadza chromosomy do komórek potomnych. W ten sposób zapobiega błędnym podziałom komórek, które mogłyby prowadzić do nieprawidłowości genetycznych.

Komórki nowotworowe przejmują ten system i przeprogramowują go. Zmieniają dynamikę mikrotubul tak, aby podziały komórkowe były szybsze i zachodziły w sposób bardziej niekontrolowany – wynikiem jest praktycznie masowa produkcja komórek nowotworowych. Podczas gdy normalne komórki ściśle regulują czas i sposób, w jaki się dzielą, komórki nowotworowe przyspieszają i ścigają się w niekontrolowanej proliferacji.

Kolejną kluczową cechą komórek nowotworowych jest ich zdolność do rozprzestrzeniania się. Mikrotubule odgrywają tutaj decydującą rolę, ponieważ zapewniają mobilność komórek. Podczas gdy zdrowe komórki pozostają zakotwiczone w swojej tkance, komórki nowotworowe wykorzystują mikrotubule do przemieszczania się przez tkankę, infiltracji naczyń krwionośnych i tworzenia przerzutów. W ten sposób stają się wędrownymi maruderami, rozprzestrzeniającymi się z jednego narządu do drugiego i nieustannie rozmnażającymi się po drodze.

Leki takie jak iwermektyna, mebendazol lub paklitaksel (dobrze znany środek chemioterapeutyczny) są ukierunkowane właśnie na ten problem. Destabilizują mikrotubule lub zamrażają je – to wyrok śmierci dla komórek nowotworowych. Bez funkcjonujących mikrotubul system transportu w komórce nowotworowej załamuje się, podział komórkowy ulega zatrzymaniu, a komórka nowotworowa umiera. Podczas gdy zdrowe komórki często nadal mają mechanizmy ratunkowe, komórki nowotworowe nie mają tej zdolności do adaptacji, co czyni je szczególnie podatnymi na takie leczenie.

Krótko mówiąc, mikrotubule są podstawą architektury komórkowej, ale w komórkach nowotworowych stają się szybkimi ścieżkami chaotycznego wzrostu i przerzutów. Ukierunkowana manipulacja tymi strukturami daje jedną z najbardziej obiecujących metod w nowoczesnej terapii nowotworów.

Dokładnie w tym miejscu pojawia się mebendazol. Działa on jako inhibitor polimeryzacji mikrotubul, wiążąc się specyficznie z β-tubuliną. Wiązanie to zapobiega prawidłowej polimeryzacji dimerów tubuliny i destabilizuje istniejące mikrotubule. W rezultacie wrzeciono mitotyczne, które jest niezbędne do rozdzielenia chromosomów podczas podziału komórki, nie może zostać utworzone. Bez tego wrzeciona chromosomy ulegają dezorganizacji podczas metafazy podziału komórkowego, a komórka pozostaje zablokowana w cyklu komórkowym – w tak zwanej fazie G2/M (Chai i in. 2023).

W badaniach przedklinicznych mebendazol wykazuje silny wpływ na różne rodzaje nowotworów, w tym raka piersi i glejaka, poprzez destabilizację mikrotubul i hamowanie szlaków sygnałowych, takich jak NF-κB (Jiang i in. 2019). Na szczególną uwagę zasługuje jego zdolność do osiągania efektów synergicznych w połączeniu z innymi terapiami poprzez przezwyciężanie chemiooporności komórek nowotworowych i zapobieganie przerzutom (Williamson i in. 2021).

Przykład z mojej praktyki: pacjentka S., lat 47, z Austrii, chorowała na inwazyjnego zrazikowego raka piersi w stadium IV z przerzutami do węzłów chłonnych, kości i prawdopodobnie przysadki mózgowej. Początkowo rozpoczęła terapię ogólnoustrojową (goserelina, letrozol, denosumab, ribociclib), a od grudnia 2024 roku leczenie iwermektyną (12–72 mg/dobę) i mebendazolem (500–750 mg/dobę). Po czterech miesiącach badanie PET/CT wykazało całkowitą remisję: guz pierwotny, przerzuty w węzłach chłonnych, kościach i przysadce mózgowej zniknęły, a poziom markera nowotworowego CA 15-3 obniżył się z 291 do 36.

Mój komentarz: przypadek ten demonstruje silną synergię mebendazolu i iwermektyny z terapiami systemowymi w przerzutowym raku piersi. Takie wyniki podkreślają potencjał mebendazolu i iwermektyny jako wszechstronnej broni w terapii raka, zwłaszcza w połączeniu z innymi metodami leczenia.

Dotychczasowe ustalenia podkreślają znaczenie prowadzenia dalszych badań w celu określenia optymalnej dawki i najskuteczniejszych kombinacji z innymi terapiami. Mebendazol może potencjalnie wyznaczyć nowe standardy w terapii nowotworów jako samodzielna terapia lub w połączeniu z istniejącymi metodami leczenia. Odkrycia te stanowią wyraźne wezwanie do intensyfikacji badań w tej dziedzinie i wprowadzenia trwałych zmian w terapii nowotworów.

W prostych słowach: Mebendazol – precyzyjny niszczyciel nowotworów

Wyobraźmy sobie nowotwór podobny do miasta bez dróg, mostów czy sieci kolejowej – po prostu chaos budynków bez żadnych połączeń. Taki stan jest absolutną katastrofą jeśli chodzi o jakąkolwiek formę wzrostu i organizacji. Mikrotubule stanowią właśnie drogi i szlaki transportowe w komórce. Są one, że tak powiem, szybkimi autostradami życia, rusztowaniem, które utrzymuje wszystko w porządku, systemem zaopatrzenia, który transportuje cząsteczki, białka i organelle dokładnie tam, gdzie są potrzebne. Bez nich panowałby totalny chaos.

Mikrotubule odgrywają szczególną rolę w komórkach nowotworowych. Wyobraźmy sobie fabrykę, która nieustannie produkuje kopie samej siebie – to właśnie rak. Każdy podział komórkowy wymaga jednak uporządkowanego rozmieszczenia chromosomów – i właśnie w tym miejscu do gry wkraczają mikrotubule. Tworzą one wrzeciono, które dzieli informację genetyczną na dwie nowe komórki. Bez nich komórka nie mogłaby się prawidłowo replikować i pogrążyłaby się w chaosie.

To jednak nie wszystko. Mikrotubule to nie tylko system kolei komórkowej, ale także stabilizujące ją rusztowanie. W komórkach nowotworowych, które dzielą się znacznie szybciej niż normalne komórki, struktury te działają na pełnych obrotach. Zapewniają one komórkom nowotworowym możliwość dalszego rozprzestrzeniania się i namnażania – co dla organizmu jest logistycznym koszmarem. Dlatego też wiele chemioterapii zaprojektowano tak, aby blokowały właśnie te szlaki komórkowe. Leki stosowane w chemioterapii, takie jak taksany lub alkaloidy barwinka, destabilizują lub zamrażają mikrotubule, powodując że komórki nowotworowe zamierają w trakcie podziału i ulegają śmierci komórkowej. Przypomina to budowę wieżowca, gdy nagle zerwane zostanie rusztowanie – cały system ulega zawaleniu. Dokładnie to dzieje się z komórkami nowotworowymi, gdy atakowane są ich mikrotubule. Jest to jeden z najważniejszych słabych punktów w ich systemie – i właśnie w tym miejscu wkraczają mebendazol, fenbendazol i iwermektyna.

4. Mebendazol – sprawdzony i bezpieczny lek o minimalnych skutkach ubocznych

Mebendazol jest niezwykle bezpiecznym i sprawdzonym lekiem, który może otworzyć nowy rozdział w terapii nowotworów. Dziesięciolecia doświadczeń klinicznych pokazują, że nawet przy długotrwałym stosowaniu jego skutki uboczne są minimalne lub żadne. Ten imponujący profil bezpieczeństwa sprawia, że mebendazol jest mocnym kandydatem do zastosowania w onkologii, gdzie skutki uboczne są często największym wyzwaniem. Standardowe dawkowanie w przypadku chorób pasożytniczych, około 100 mg dwa do trzech razy dziennie, zostało potwierdzone przez dziesięciolecia stosowania leku na całym świecie. Nawet w przypadku długotrwałego leczenia trwającego od sześciu miesięcy do roku – jak w przypadku bąblowicy – nie wystąpiły żadne poważne skutki uboczne, co wyraźnie wskazuje na doskonałą tolerancję leku.

Co jednak z wyższymi dawkami, które mogą być konieczne w terapii nowotworów? Badania przedkliniczne również dają zielone światło: w modelach zwierzęcych, w tym glejakach i raku trzustki, a także przerzutowym raku jelita grubego, testowano dawki do 200 mg/kg masy ciała dziennie bez oznak toksyczności. Wyniki? Znaczne zmniejszenie rozmiarów guza – bez skutków ubocznych. Odkrycia te są przełomowe dla medycyny onkologicznej i pokazują, że mebendazol jest nie tylko skuteczny, ale także zachowuje swoje bezpieczeństwo przy stosowaniu wyższych dawek.

Pierwsze badania kliniczne i opisy przypadków potwierdzają te obserwacje. W badaniu fazy II u pacjentów z glejakiem, którzy nie reagowali na konwencjonalne terapie, dawki do 1500 mg podawano codziennie przez okres kilku miesięcy. Wyniki były imponujące: stabilizacja choroby i wydłużenie czasu bez jej postępu (Müller 2017; Neumaier 2017). Pacjent z przerzutowym rakiem jelita grubego, który przyjmował umiarkowaną dawkę mebendazolu przez kilka miesięcy, również wykazał zmniejszenie obciążenia nowotworem – bez żadnych znaczących skutków ubocznych (Nygren i in. 2014).

Dane te dowodzą, że mebendazol oferuje wyjątkowe połączenie bezpieczeństwa i skuteczności. Lek ten może zapewnić onkologii bardzo potrzebne nowe rozwiązania, skupione nie tylko na atakowaniu komórek nowotworowych, ale także na dobrostanie pacjenta. Odkrycia te wymagają dalszych badań w celu wykorzystania pełnego potencjału tego leku i ustalenia jego roli jako kluczowej broni w walce z rakiem.

Bezpieczeństwo mebendazolu po raz kolejny pokazuje, dlaczego jest on absolutnie fascynującym kandydatem w nowoczesnej terapii przeciwnowotworowej.

Badanie kliniczne, tzw. badanie NEONAX przeprowadzone przez prof. dra Thomasa Seufferleina w 2023 roku, badało wpływ mebendazolu w połączeniu z chemioterapeutykiem gemcytabiną u pacjentów z opornym na leczenie rakiem trzustki. Uczestnicy otrzymywali dzienne dawki mebendazolu w zakresie od 200 do 400 mg wraz ze standardowym leczeniem gemcytabiną. Wyniki były niezwykłe: zaobserwowano znaczną poprawę wskaźnika odpowiedzi guza i przeżycia wolnego od progresji, bez dodatkowych poważnych skutków ubocznych. Badanie to sugeruje, że mebendazol może potencjalnie zwiększać skuteczność gemcytabiny, a tym samym może otworzyć nową drogę w leczeniu opornego na leczenie raka trzustki.

Nawet przy wyższych dawkach mebendazol wykazywał jedynie łagodne skutki uboczne, takie jak sporadyczne nudności, łagodny ból brzucha lub przejściowe zwiększenie aktywności enzymów wątrobowych. Działania te są jednak rzadkie i występują głównie w przypadku długotrwałego leczenia. Badania i obserwacje przedkliniczne podkreślają, że mebendazol może być również bezpiecznie stosowany w bardziej intensywnych dawkach przez długi czas – jest to ogromna zaleta w porównaniu z wieloma innymi lekami przeciwnowotworowymi.

W terapii przeciwnowotworowej dawka jest dostosowywana indywidualnie do pacjenta. Modele przedkliniczne wykazały, że dzienne dawki od 100 do 500 mg są imponująco skuteczne w zwalczaniu nowotworów. W badaniach klinicznych z udziałem pacjentów cierpiących na guzy lite, takie jak glejaki lub potrójnie ujemny rak piersi, dawki od 1000 do 1500 mg dziennie były nie tylko dobrze tolerowane, ale także przyniosły obiecujące wyniki (Kipper 2017). Niezwykle rzadko zdarza się, aby lek o tak szerokim spektrum zastosowania miał tak wyjątkowo dobry profil bezpieczeństwa.

Dziesięciolecia stosowania mebendazolu w leczeniu chorób pasożytniczych stanowią solidną podstawę do jego wykorzystania w onkologii. Lek jest bezpieczny, sprawdzony i nie wykazuje prawie żadnych skutków ubocznych nawet w przypadku długotrwałych terapii. Badania z udziałem pacjentów, którzy przyjmowali mebendazol przez miesiące, a nawet lata w celu leczenia bąblowicy (choroby wywołanej przez tasiemca lisiego lub psiego), dokumentują doskonałą tolerancję leku. Nawet przy dawkach znacznie przekraczających normy dla infekcji pasożytniczych, wystąpiły tylko minimalne skutki uboczne – rzadkie połączenie skuteczności i bezpieczeństwa. W połączeniu z jego wszechstronnością i zdolnością do specyficznego osłabiania komórek nowotworowych, mebendazol może zasadniczo zmienić sposób leczenia raka. Ten dobrze znany lek pokazuje, że nawet uznane substancje we współczesnej onkologii mogą zapoczątkować zupełnie nową erę.

Szczególnie interesująca jest synergia mebendazolu z innymi terapiami przeciwnowotworowymi – zwłaszcza z iwermektyną. W modelach przedklinicznych mebendazol wzmacniał działanie środków chemioterapeutycznych, takich jak cisplatyna, gemcytabina i doksorubicyna. Kombinacje te doprowadziły do istotnej poprawy kontroli nowotworów w porównaniu z monoterapiami. Dlaczego? Otóż mebendazol zakłóca mechanizmy oporności komórek nowotworowych, w szczególności poprzez hamowanie szlaków sygnałowych, takich jak WNT/β-katenina. Sprawia to, że komórki nowotworowe są bardziej wrażliwe na ataki środków chemioterapeutycznych – podwójnie skuteczny cios przeciwko nowotworowi.

W prostych słowach: Mebendazol – bezpieczny środek przeciwnowotworowy

Terapie przeciwnowotworowe nie zawsze muszą mieć poważne skutki uboczne. Mebendazol to środek hamujący rozwój nowotworów, który precyzyjnie spowalnia wzrost komórek rakowych. Rozmontowuje „narzędzia", których nowotwory używają do namnażania się, i sprawia, że guzy kurczą się bez szkody dla organizmu – niczym mistrz rzemieślnik prawidłowo wykonujący swoją pracę. Nawet w wysokich dawkach mebendazol pozostaje łagodny, utrzymując glejaka lub raka trzustki na dystans. W połączeniu z innymi terapiami działa jak turbodoładowanie, które pozwala jeszcze mocniej uderzać w nowotwory. Krótko mówiąc, mebendazol jest niezawodnym partnerem dla iwermektyny i innych terapii uzupełniających, skutecznie zwalczając raka i dając nadzieję przy niskim ryzyku!

Protokół COC

Protokół COC stanowi przykład genialnego podejścia do terapii nowotworów. Było to jedno z pierwszych praktycznych zastosowań zmiany przeznaczenia znanych leków przeciwnowotworowych. Opracowany przez Care Oncology Clinic (COC) protokół opiera się na prostym, ale przełomowym pomyśle: dlaczego nie zmienić przeznaczenia istniejących, dobrze tolerowanych leków, aby atakować komórki rakowe na wielu poziomach jednocześnie? Zamiast inwestować miliardy w rozwój nowych leków, protokół wykorzystuje cztery sprawdzone substancje: metforminę, atorwastatynę, doksycyklinę i mebendazol, które wykazały silne właściwości przeciwnowotworowe w badaniach klinicznych i przedklinicznych. Celem jest sabotowanie metabolizmu komórek nowotworowych w taki sposób, aby rzucić je na kolana.

Wyniki są szczególnie obiecujące w przypadku bardzo agresywnych typów raka, takich jak glejak, ale istnieją również wyraźne korzyści w przypadku raka piersi i płuc. Badania i opisy przypadków wskazują, że wzrost guza zostaje spowolniony, a standardowe terapie działają znacznie lepiej.

Chociaż wszystkie cztery substancje mają działanie przeciwnowotworowe, mebendazol odgrywa szczególną rolę w leczeniu guzów mózgu – jest nie tylko najskuteczniejszym inhibitorem mikrotubul w tym protokole, ale także jedną z niewielu substancji czynnych, które mogą skutecznie przekraczać barierę krew–mózg i specyficznie atakować glejaki.

Glejaki należą do najbardziej agresywnych nowotworów mózgu, w przypadku których standardowe terapie często wykazują jedynie ograniczone działanie. W tym miejscu pojawia się mebendazol.

Mebendazol ma decydującą przewagę nad klasycznymi chemioterapeutykami, takimi jak winkrystyna – może przenikać głębiej do tkanki mózgowej i jest mniej toksyczny dla zdrowych komórek. Wstępne badania wskazują, że w połączeniu z radioterapią i temozolomidem (standardowa chemioterapia) może znacznie wydłużyć czas przeżycia pacjentów z glejakiem.

Oprócz mebendazolu, inne leki zawarte w protokole również odgrywają ważną rolę w terapii nowotworów. Na przykład metformina, znana jako lek przeciwcukrzycowy, nie tylko obniża poziom cukru we krwi, ale także atakuje metabolizm energetyczny komórek glejaka. Komórki nowotworowe potrzebują ogromnych ilości glukozy, aby przetrwać – metformina pozbawia je tego źródła energii i może również zmniejszyć ich oporność na standardowe terapie.

Atorwastatyna, statyna lipofilna, przekracza barierę krew–mózg i hamuje podział komórek nowotworowych, jednocześnie zwiększając ich wrażliwość na chemioterapię.

Co również interesujące, doksycyklina, wypróbowany i przetestowany antybiotyk, ma zaskakujące podwójne działanie: hamuje procesy zapalne, które umożliwiają wzrost guza i blokuje zdolność komórek macierzystych glejaka do regeneracji – decydujący czynnik w walce z nawrotami.

Wyniki badań naukowych są obiecujące. Badanie METRICS (Cibula i in. 2005) wykazało, że pacjenci, którzy oprócz standardowej terapii otrzymali protokół COC, mieli znacznie wyższy wskaźnik przeżycia. Podczas gdy konwencjonalne leczenie zapewnia średni czas przeżycia wynoszący 15 miesięcy, protokół COC wydłużył go średnio do 27 miesięcy. Szczególnie imponujące jest to, że wskaźnik dwuletniego przeżycia wzrósł z 28,7% do 64%.

Połączenie tych czterech leków daje nadzieję na realistyczny, łatwo dostępny i niedrogi sposób na poprawę leczenia glejaka wielopostaciowego. W porównaniu z tradycyjnymi lekami przeciwnowotworowymi, których opracowanie często kosztuje miliony i wiąże się z poważnymi skutkami ubocznymi, protokół COC wykorzystuje istniejące, dobrze przebadane związki o ustalonym profilu bezpieczeństwa. Zwłaszcza mebendazol może okazać się kluczowym składnikiem w leczeniu guzów mózgu – substancja, która była pomijana przez dziesięciolecia, teraz ma potencjał powstrzymania jednego z najbardziej agresywnych nowotworów.

Oryginalny protokół COC jest stosowany przez co najmniej 12 tygodni pod nadzorem lekarza.

5. Fenbendazol. Jak to się zaczęło?

Jeden człowiek, motywowany własną wolą, zapoczątkował ruch, który wstrząsnął światem leczenia raka. Joe Tippens, amerykański przedsiębiorca, stał się pionierem, katapultował niepozorny lek weterynaryjny – fenbendazol – z głębi medycyny weterynaryjnej w jasne światło onkologii. Jego triumfalna walka ze śmiertelną diagnozą to znacznie więcej niż historia ocalałego – to iskra, która rozpaliła globalną falę nadziei i zainspirowała zarówno badaczy, jak i pacjentów. Niezachwiana wiara Tippensa uczyniła fenbendazol symbolem siły drzemiącej w terapii repurposingowej – i uruchomiła lawinę, której echo wciąż rozbrzmiewa w świecie leczenia nowotworów.

Latem 2016 roku Joe Tippens stanął nad przepaścią. Lekarze z MD Anderson Cancer Centre w Houston w Teksasie zdiagnozowali u niego drobnokomórkowego raka płuc w stadium IV, jedną z najbardziej agresywnych form raka. Przerzuty rozprzestrzeniły się już na wątrobę, trzustkę, pęcherz moczowy, kości i szyję. Prognozy były druzgocące: pozostały tylko trzy miesiące życia.

Konwencjonalne metody leczenia, takie jak chemioterapia i radioterapia, zawiodły, a Tippens został wypisany do domu bez perspektyw na wyzdrowienie. Wiadomość ta była dla niego ciosem. Zamiast jednak poddać się rozpaczy, postanowił wziąć los w swoje ręce. Pośród tej ciemności rozbłysła iskierka nadziei, która zmieniła wszystko.

Dzięki znajomemu weterynarzowi Tippens dowiedział się o badaniach przedklinicznych przeprowadzonych na Uniwersytecie Johnsa Hopkinsa w 2008 roku, które wykazały, że fenbendazol znacząco hamował wzrost guza u myszy z chłoniakami złośliwymi. Jeszcze bardziej fascynująca była historia naukowca, który skutecznie wyleczył się fenbendazolem z nieuleczalnego guza mózgu. Doniesienia te, choć niepotwierdzone, wzbudziły ciekawość i determinację Tippensa. Nie mając nic do stracenia, a mając niezłomną wolę życia, zrobił odważny krok w nieznane. Opracował „Protokół Joe Tippensa": dzienna dawka 222 mg fenbendazolu, podawana przez trzy kolejne dni w tygodniu, a następnie cztery dni przerwy – terapia uzupełniana kurkuminą, olejem CBD i witaminą E. Jednocześnie Tippens kontynuował chemioterapię w nadziei na zmaksymalizowanie swoich szans na wyzdrowienie.

Trzy miesiące później, jesienią 2016 roku, świat medyczny doświadczył sensacji. Skan PET/CT w MD Anderson Cancer Centre ujawnił cud: Tippens był wolny od raka, a przerzuty zniknęły. Lekarze, którzy wcześniej nie mieli nadziei, zaniemówili w obliczu tego nieoczekiwanego zwycięstwa. Niezachwiane zaangażowanie Tippensa opłaciło się, triumf wbrew wszelkim przeciwnościom, który nie tylko uratował mu życie, ale także na zawsze zmienił leczenie chorych na nowotwory. Do dziś trzyma swój dziennik, żywe świadectwo możliwości, jakie drzemią w nieoczekiwanych rozwiązaniach. Jego historia stała się drogowskazem dla tysięcy ludzi.

Tippens podzielił się swoimi doświadczeniami na swoim blogu „My Cancer Story Rocks" (www.mycancerstory.rocks), który rozprzestrzenił się w internecie niczym pożar. Pacjenci na całym świecie, od raka prostaty po raka przełyku, otrzymali inspirację, a doniesienia o podobnych sukcesach terapeutycznych zaczęły się mnożyć. W Chinach z protokołu skorzystało ponad 60 000 osób, co świadczy o globalnym oddźwięku, jaki wywołała historia Tippensa. Od forów internetowych po grupy samopomocy, chorzy rozpowszechniają jego przesłanie nadziei i poszukiwania nowych dróg leczenia. Ta fala entuzjazmu dotarła nie tylko do pacjentów, ale także do naukowców, którzy zaczęli systematycznie badać fenbendazol.

Raport Tippensa był bodźcem, który sprawił, że fenbendazol wyszedł ze świata medycyny weterynaryjnej i znalazł się w centrum zainteresowania terapii przeciwnowotworowej. Jego odwaga w podążaniu niekonwencjonalną ścieżką wzbudziła ciekawość zarówno pacjentów, jak i naukowców. Badania przedkliniczne, które zainspirowały Tippensa, były tylko początkiem, położyły podwaliny pod szersze badania nad tym aktywnym składnikiem. Tippens jest kimś więcej niż tylko ocalałym – jest pionierem, którego niezachwiana wiara otworzyła drzwi do badań naukowych nad fenbendazolem.

Poniższe rozdziały poświęcone są nauce stojącej za tym lekiem. Ale to determinacja Tippensa nadała bieg sprawie i dała nową nadzieję niezliczonym ludziom na całym świecie.

6. Fenbendazol – ładunek wybuchowy dla architektury komórkowej nowotworów

Fenbendazol, pierwotnie opracowany do leczenia infekcji pasożytniczych u zwierząt, w ostatnich latach wzbudza coraz większe zainteresowanie jako potencjalny lek przeciwnowotworowy – nie bez powodu. Podobnie jak mebendazol, należy on do rodziny pochodnych benzimidazolu, które znane są ze swoich właściwości przeciwnowotworowych. Szczególnie interesujące jest to, że fenbendazol dzieli wiele mechanizmów działania z mebendazolem, podobnym lekiem, który został opisany bardziej szczegółowo w poprzedniej części tej książki. Szum wokół fenbendazolu rozpoczął się od anegdotycznych doniesień o pacjentach z rakiem stosujących lek jako terapię uzupełniającą – z imponującymi wynikami. Teraz nauka nadrabia zaległości i bada, jakie naprawdę możliwości daje ten niepozorny lek weterynaryjny.

Klucz leży w zdolności fenbendazolu do poważnej destabilizacji mikrotubul komórek nowotworowych. Mikrotubule tworzą strukturalny szkielet komórki – mają kluczowe znaczenie dla podziału komórek i transportu wewnątrzkomórkowego. Rezultatem jest zatrzymanie cyklu komórkowego w fazie G2/M – jest to faza, w której komórki są szczególnie podatne na interwencje terapeutyczne. Dla komórek nowotworowych, które dzielą się szybko, jest to jak manewr hamowania awaryjnego – tracą one zdolność do dalszego wzrostu. Z drugiej strony zdrowe komórki, które dzielą się wolniej i są mniej zależne od nienaruszonych mikrotubul, w znacznej mierze zostają oszczędzone (Namyslová 2024).

Badania (Chiang i in. 2021) dostarczają wstępnych wskazań dotyczących skuteczności fenbendazolu przeciwko różnym typom nowotworów. W modelach hodowli komórkowych lek wykazał imponujące wyniki w przypadku raka płuc, raka piersi, raka prostaty i raka jelita grubego. Nie tylko hamował wzrost guza, ale także prowadził do zaprogramowanej śmierci (apoptozy) komórek nowotworowych. Na szczególną uwagę zasługuje fakt, że fenbendazol – oprócz destabilizacji mikrotubul – atakuje również inne cele. Na przykład wpływa na metabolizm energetyczny komórek nowotworowych i zwiększa stres oksydacyjny – oba czynniki sprawiają, że komórki nowotworowe są szczególnie podatne na terapię.

Przełomowe badanie przeprowadzone przez University of California w San Francisco, opublikowane w 2018 roku pod tytułem *Fenbendazole Inhibits Breast Cancer Progression in Mouse Models*, badało wpływ fenbendazolu na raka piersi. W modelach komórkowych raka sutka fenbendazol znacząco zmniejszał wzrost guza poprzez zaburzanie dynamiki mikrotubul i opóźnianie rozwoju guza. Wyniki te podkreślają potencjał fenbendazolu w zwalczaniu raka piersi – jednego z najczęstszych nowotworów na świecie. Badanie wykazało, że fenbendazol nie tylko hamuje wzrost guza, ale także zapobiega powstawaniu nowych komórek nowotworowych, co podkreśla jego skuteczność jako środka terapeutycznego.

Jeszcze bardziej kompleksowe badania przeprowadzone zostały przez Baylor College of Medicine, udokumentowane w 2019 roku w badaniu *Fenbendazole as a Potential Anticancer Agent: BroadSpectrum Tumour Inhibition in Preclinical Models*. W badaniu tym skupiono się na różnych typach raka, w tym raku płuc, raku prostaty i raku jelita grubego. W modelach przedklinicznych fenbendazol wykazał szerokie działanie przeciwnowotworowe wspierane przez kilka mechanizmów. Oprócz zaburzania dynamiki mikrotubul, fenbendazol indukował apoptozę poprzez zakłócanie komórkowych szlaków sygnałowych, które umożliwiają wzrost guza. Hamował również proliferację guza, co z kolei prowadziło do znacznego spowolnienia jego rozwoju. Wszechstronność fenbendazolu w skutecznym zwalczaniu różnych rodzajów nowotworów sprawia, że jest on szczególnie cennym kandydatem do dalszych badań.

Te przedkliniczne odkrycia opierają się na fundamencie położonym przez wcześniejsze badania, takie jak prowadzone na Johns Hopkins University (2008), i podsycają rosnący entuzjazm dla fenbendazolu w terapii nowotworów. Badania przeprowadzone w San Francisco i Houston pokazują, że fenbendazol jest nie tylko ukierunkowany na określone nowotwory, takie jak rak piersi, ale może skutecznie hamować szerokie spektrum nowotworów.

Kolejnym atutem fenbendazolu, podobnie jak w przypadku mebendazolu, jest jego wpływ na niesławne nowotworowe komórki macierzyste – tych małych, ale potężnych winowajców odpowiedzialnych za oporność na terapię i przerzuty. Fenbendazol atakuje jedną z pięt achillesowych nowotworu i dlatego może w decydujący sposób przyczynić się do zapobiegania nawrotom i rozprzestrzenianiu się raka (Dogra i in. 2018).

Przykład z mojej praktyki: pacjent M., lat 46, z Włoch, chorował na raka trzustki w IV stadium z przerzutami do węzłów chłonnych, wątroby i kości. Zaczął przyjmować folfirinox i gemcytabinę, uzupełnione o 1,5 mg/kg masy ciała/dzień iwermektyny i 1500 mg/dzień fenbendazolu. Po dwóch miesiącach masa głowy trzustki zmniejszyła się o 21%, jej metabolizm zmniejszył się o 56%, przerzuty do wątroby zmniejszyły się o 40–45%, a przerzuty do węzłów chłonnych i kości zmniejszyły się lub całkowicie zniknęły.

Mój komentarz: przypadek ten pokazuje imponujący efekt połączenia iwermektyny i fenbendazolu w walce z rakiem z przerzutami – efekt, jaki rzadko osiąga sama chemioterapia. Synergistyczne działanie fenbendazolu z innymi terapiami, takimi jak leczenie iwermektyną, dodatkowo wzmacnia jego działanie przeciwnowotworowe.

Chociaż przedkliniczne wyniki fenbendazolu są niezwykle obiecujące, dane kliniczne dotyczące jego stosowania u pacjentów z rakiem są nadal ograniczone. Pojedyncze anegdotyczne doniesienia opisują jednak zadziwiające postępy: pacjenci, którzy oprócz konwencjonalnych terapii przyjmowali fenbendazol, zgłaszali stabilizację choroby, a nawet regresję guzów. Takie doniesienia przyciągnęły ostatnio uwagę społeczności naukowej i stały się impulsem do planowanych badań klinicznych mających na celu systematyczne przebadanie bezpieczeństwa i skuteczności fenbendazolu. Te przyszłe badania mogą dostarczyć ważnych informacji – szczególnie jeśli chodzi o optymalne dawkowanie i potencjał leku w połączeniu z uznanymi terapiami przeciwnowotworowymi.

W prostych słowach:
Fenbendazol – niewidzialny łowca komórek rakowych

Lek, który zwalcza pasożyty u zwierząt, teraz poluje na komórki nowotworowe – to fenbendazol! Działa jak niewidzialny myśliwy, który paraliżuje guzy poprzez niszczenie ich struktury. Nawet najbardziej uparte komórki nowotworowe, które mogą powodować nawrót nowotworu, wpadają w jego pułapkę.

Fenbendazol sprawia, że inne terapie, takie jak iwermektyna lub chemioterapia, są jeszcze skuteczniejsze – bez szkody dla organizmu. Jest bezpieczny, niedrogi i gotowy do pomocy. Dla Ciebie oznacza to większy impet w walce z rakiem – niepozorny środek może mieć ogromne znaczenie.

7. Jak mebendazol i fenbendazol atakują raka na kilku poziomach

Historia mebendazolu i fenbendazolu rozpoczęła się w świecie walki z pasożytami, ale dziś te dwa benzimidazole znajdują się w centrum uwagi terapii przeciwnowotworowej. Jako nieoczekiwani sojusznicy uzupełniający działanie iwermektyny, wykazali w badaniach przedklinicznych i klinicznych imponującą zdolność i chirurgiczną precyzję w atakowaniu komórek nowotworowych. Ich liczne mechanizmy działania czynią je obiecującymi kandydatami do leczenia agresywnych i opornych nowotworów.

Podczas gdy mebendazol cieszy się zdecydowaną przewagą ze względu na dopuszczenie do stosowania u ludzi, fenbendazol przynosi niezwykle interesujące, choć anegdotyczne sukcesy. Razem leki te otwierają nowe możliwości w onkologii, dając nadzieję na bardziej skuteczne i lepiej tolerowane terapie.

Kluczem ich działania jest ukierunkowane zakłócanie architektury komórek nowotworowych. Obie substancje wiążą się z β-tubuliną, niezbędnym składnikiem mikrotubul, które z kolei są nieodzowne do podziału komórek. Wiązanie to zapobiega tworzeniu się stabilnych mikrotubul, co powoduje zatrzymanie cyklu komórkowego w fazie G2/M. Jest to druzgocący cios dla komórek nowotworowych, które dzielą się z zawrotną prędkością – proces podziału zostaje zatrzymany, a komórki stają się podatne na zaprogramowaną śmierć komórkową. Proces ten zostaje dodatkowo wzmocniony przez aktywację mitochondrialnych szlaków sygnałowych, które wyzwalają apoptozę. Kluczowym graczem jest tu białko supresorowe p53 nowotworu, które jest aktywowane przez mebendazol i fenbendazol i prowadzi komórki nowotworowe precyzyjnie do ich śmierci. To działanie otwiera nowe perspektywy dla terapii przeciwnowotworowej poprzez celowanie w guzy w ich najbardziej wrażliwym punkcie (Mrkvová i in. 2020).

Mebendazol wyróżnia się w szczególności tym, że jest dopuszczony do stosowania u ludzi i ma doskonały profil bezpieczeństwa.

Badania przedkliniczne potwierdzają jego skuteczność przeciwko nowotworom, które są często oporne na standardowe terapie. Jedno z badań wykazało, że mebendazol przewyższał skuteczność środków chemioterapeutycznych, takich jak 5-fluorouracyl, oksaliplatyna i paklitaksel, w leczeniu raka żołądka. W testach laboratoryjnych doprowadziło to do znacznego zmniejszenia liczby komórek nowotworowych, wykazując jego wyższość nad konwencjonalnymi metodami leczenia (Sahin i in. 2024). Jeszcze bardziej niezwykłe są wyniki w leczeniu glejaka wielopostaciowego, jednego z najbardziej agresywnych nowotworów mózgu. W badaniu przedklinicznym mebendazol znacznie wydłużył czas przeżycia i przewyższył standardowe terapie, takie jak temozolomid (Gallia i in. 2021). Te sukcesy sprawiają, że mebendazol jest obiecującym kandydatem do leczenia złożonych nowotworów, które często przerastają konwencjonalne metody, a także idealnym uzupełnieniem terapii iwermektyną.

Fenbendazol pozostaje równie intrygującym graczem, szczególnie biorąc pod uwagę anegdotyczne doniesienia mające podświadczać jego skuteczność.

Godne uwagi badanie przeprowadzone przez Chiang i in. (2021) udokumentowało zastosowanie fenbendazolu u trzech pacjentów w zaawansowanym, IV stadium nowotworu. Rezultat był niezwykły: wszyscy trzej osiągnęli całkowitą remisję – sukces, który przykuł uwagę społeczności naukowej. Takie doniesienia, choć niepotwierdzone, pokazują potencjał fenbendazolu, zwłaszcza w przypadkach, w których zawodzą standardowe terapie. Historie te inspirują do dalszych wysiłków badawczych w celu systematycznego testowania skuteczności leku.

Jeszcze ważniejsza jest wspólna perspektywa, jaką otwierają mebendazol i fenbendazol. Podczas gdy mebendazol wyróżnia się zatwierdzeniem i badaniami klinicznymi, fenbendazol uzupełnia go swoją elastycznością i obiecującymi danymi anegdotycznymi. Obie substancje atakują komórki nowotworowe na kilku poziomach: niszczą architekturę komórkową, wywołują apoptozę i wykorzystują supresory nowotworów, takie jak p53, do osłabienia guzów. Ich doskonały profil bezpieczeństwa czyni je szczególnie atrakcyjnymi, ponieważ oferują pacjentom dobrze tolerowaną alternatywę dla uznanych leków, niosących ze sobą wiele skutków ubocznych. W połączeniu z innymi terapiami, takimi jak leczenie iwermektyną, mogą zapoczątkować nową erę terapii przeciwnowotworowej, która przezwycięży agresywność i oporność nowotworów.

W prostych słowach
Fenbendazol i mebendazol – sojusznicy w walce z rakiem

Wyobraź sobie, że lek weterynaryjny staje się latarnią nadziei w walce z rakiem! Fenbendazol, bliski krewny mebendazolu, jest skutecznym łowcą guzów, który precyzyjnie atakuje komórki nowotworowe. Podobnie jak jego partner – mebendazol – rozbija „cegiełki", z których powstają guzy, zmuszając je do rozpadu, niejako burząc chaotyczny warsztat. Fenbendazol odcina nowotworom źródła energii, zatrzymuje ich korzenie – paskudne komórki odpowiedzialne za nawrót choroby – i blokuje ich rozprzestrzenianie się, od raka płuc po glejaka. W połączeniu z innymi terapiami, takimi jak iwermektyna czy chemioterapia, uwalnia potężną siłę, która skutecznie zmniejsza guzy, o czym świadczą liczne, pozytywne raporty pacjentów. Podsumowując – fenbendazol to niezawodny sprzymierzeniec, który wraz z iwermektyną potrafi rzucić na kolana nawet najbardziej oporne nowotwory i dać pacjentom nową nadzieję!

8. Fenbendazol – mistrz biodostępności (w porównaniu z mebendazolem)

Jeśli chodzi o wchłanianie i dostępność w organizmie, fenbendazol wyraźnie przewyższa mebendazol. Podczas gdy mebendazol, najbardziej znany lek benzimidazolowy, ma ogólnoustrojową biodostępność wynoszącą zaledwie 10–20%, fenbendazol imponuje średnią biodostępnością wynoszącą 30–50%. Różnica ta ma daleko idący wpływ na skuteczność i możliwości zastosowania obu leków, zwłaszcza w chorobach ogólnoustrojowych, takich jak rak.

Mebendazol jest wchłaniany tylko w ograniczonym stopniu w przewodzie pokarmowym, co wynika z jego lipofilowej struktury i słabej rozpuszczalności w środowisku wodnym. Większość leku pozostaje w przewodzie pokarmowym i jest wydalana w postaci niezmienionej z kałem. Ta koncentracja na jelicie sprawia, że mebendazol jest idealny do zastosowań miejscowych, takich jak leczenie guzów jelit, gdzie może działać bezpośrednio w miejscu docelowym. Mebendazol jest jednak mniej odpowiedni do działania ogólnoustrojowego, ponieważ po wchłonięciu ulega intensywnemu metabolizmowi w wątrobie (tzw. efektowi pierwszego przejścia), co dodatkowo obniża jego stężenie we krwi.

Fenbendazol uzyskuje wysokie wyniki ze względu na lepszą dostępność ogólnoustrojową. Jest skuteczniej wchłaniany i przekształcany w wątrobie w dwa aktywne metabolity: sulfotlenek fenbendazolu (oksfendazol) i sulfon fenbendazolu. Te metabolity z kolei mają dłuższy okres półtrwania i dłużej pozostają aktywne w krwiobiegu, co sprawia, że działanie przeciwnowotworowe fenbendazolu jest bardziej trwałe. Oksfendazol destabilizuje mikrotubule w podobny sposób jak sam fenbendazol, podczas gdy sulfon fenbendazolu specyficznie zaburza metabolizm glukozy w komórkach nowotworowych poprzez hamowanie podstawowych enzymów glikolizy. Ta blokada metaboliczna jest szczególnie skuteczna przeciwko komórkom nowotworowym, które są silnie zależne od efektu Warburga, w którym spalają cukier nawet w środowiskach bogatych w tlen (Mercer i in. 2018).

Ponadto metabolity fenbendazolu atakują również mikrośrodowisko guza, zmniejszając markery stanu zapalnego i wspierając układ odpornościowy. Sprawiają, że komórki nowotworowe stają się bardziej widoczne dla własnych mechanizmów obronnych organizmu, co dodatkowo zwiększa skuteczność terapii. Ten wielowymiarowy efekt – od niszczenia struktury komórkowej po blokadę metaboliczną i immunomodulację – sprawia, że fenbendazol jest wszechstronnym kandydatem do terapii przeciwnowotworowej (Lui i in. 2023).

Decydującym czynnikiem wpływającym na biodostępność fenbendazolu i mebendazolu jest sposób ich przyjmowania. Badania pokazują, że przyjmowanie ich w tym samym czasie co posiłek o wysokiej zawartości tłuszczu może zwiększyć wchłanianie o co najmniej 30% (Mercer i in. 2018). Tłuszcz pomaga przekształcić słabo rozpuszczalne w wodzie składniki aktywne w bardziej przyswajalną formę, dzięki czemu skuteczniej dostają się do krwiobiegu. Inną obiecującą opcją jest połączenie z lecytyną, naturalnym emulgatorem.

Lecytyna zamyka składniki aktywne w strukturach liposomalnych, co poprawia wchłanianie w jelicie i znacznie zwiększa stężenie we krwi. Ponadto sama lecytyna ma właściwości przeciwnowotworowe, ponieważ destabilizuje środowisko guza poprzez działanie przeciwutleniające i przeciwzapalne (Liu i in. 2023).

Lecytyna – zoptymalizowane wchłanianie dla maksymalnej wydajności

Lecytyna to znacznie więcej niż zwykły składnik odżywczy – to niewidzialny architekt naszych błon komórkowych i kluczowy składnik wspomagający terapię przeciwnowotworową. Składa się z fosfolipidów, które mogą transportować substancje rozpuszczalne w tłuszczach i wodzie oraz poprawiają wchłanianie słabo rozpuszczalnych leków, takich jak fenbendazol, mebendazol i iwermektyna. Dzięki strukturom liposomalnym lecytyna ułatwia przechodzenie tych leków przez błonę śluzową jelit, co zwiększa biodostępność o co najmniej 30%. Oznacza to, że więcej substancji czynnej dociera do komórek nowotworowych, dzięki czemu terapia jest bardziej skuteczna.

Lecytyna ma również własne właściwości przeciwnowotworowe. Jej główny składnik, fosfatydylocholina, ma działanie przeciwutleniające i przeciwzapalne, które zakłóca środowisko zapalne guza, w którym rozwijają się komórki nowotworowe. Jednocześnie wspiera zdrowe komórki dzięki właściwościom chroniącym błonę komórkową. Naturalnie występująca w żółtkach jaj lub awokado, lecytyna jest dobrze tolerowana i może znacznie zwiększyć skuteczność fenbendazolu i mebendazolu w terapii nowotworów (Liu i in. 2023).

W prostych słowach: Fenbendazol – środek przeciwnowotworowy w zespole z mebendazolem

Kto by pomyślał, że lek weterynaryjny może zmusić komórki nowotworowe do ucieczki? Fenbendazol, bliski krewny mebendazolu, jest łowcą nowotworów, który uderza z niezawodną precyzją. Podobnie jak jego partner mebendazol, rozmontowuje „cegiełki", które pozwalają guzom na proliferację i zmusza je do wyłączenia się, tak jakby zamykano dziką fabrykę. Odcina nowotworom źródła energii, odcina ich korzenie – złośliwe komórki, które sprawiają, że guzy się rozrastają – i blokuje ich rozprzestrzenianie się, od raka piersi do glejaka wielopostaciowego. Dzięki dobremu wchłanianiu w organizmie, wzmocnionemu przez wysokotłuszczowe posiłki lub lecytynę, działa wspomagająco, szczególnie w połączeniu z iwermektyną lub chemioterapią, co potwierdzają niezwykłe doniesienia pacjentów. Krótko mówiąc, fenbendazol to niezawodny towarzysz broni, który wraz z mebendazolem pokonuje nawet najtwardsze nowotwory i wyzwala nadzieję!

9. Fenbendazol i mebendazol – dwie bronie przeciwko rakowi, ale która jest lepsza?

Czy fenbendazol może okazać się nawet bardziej skuteczny w walce z rakiem niż jego krewny mebendazol? Nie można tego jeszcze stwierdzić z całą pewnością, ale przyszłość pokaże. Istnieją już jednak pewne oznaki, że fenbendazol jest nawet bardziej skuteczny niż mebendazol.

Fenbendazol to nie tylko zwykły lek na raka – to precyzyjna broń biochemiczna o potencjalnym działaniu przeciwnowotworowym. Prawdziwą gwiazdą programu nie są jednak nawet oryginalne cząsteczki leku, ale to, co organizm z nich wytwarza – metabolity leku. Dzieje się tak, ponieważ gdy tylko fenbendazol dostanie się do organizmu, w wątrobie rozpoczyna się bardzo złożony proces, który przekształca lek w dwie kluczowe substancje – sulfotlenek fenbendazolu (oksfendazol) i sulfon fenbendazolu. Metabolity te nie są tylko zwykłymi produktami ubocznymi, ale mogą okazać się kluczowymi składnikami, które zaburzają równowagę sieci komórek nowotworowych (Sahin i in. 2020).

Dlaczego tak się dzieje? Cóż, ponieważ te metabolity mają znacznie dłuższy okres półtrwania i stają się systemowo skuteczne. Podczas gdy sam fenbendazol jest rozkładany stosunkowo szybko, jego metabolity krążą w organizmie znacznie dłużej, dzięki czemu ich działanie przeciwnowotworowe jest bardziej trwałe i potencjalnie jeszcze bardziej skuteczne. Na przykład oksfendazol ma silną zdolność destabilizacji mikrotubul komórek nowotworowych – elementów strukturalnych, które są niezbędne do podziału i wzrostu komórek. Niszcząc system wsparcia komórkowego, zmusza komórki nowotworowe do wejścia w stan chaosu metabolicznego, z którego ledwo mogą się podnieść (Ding i in. 2024).

Ale to dopiero początek. Wydaje się, że sulfon fenbendazolu idzie o krok dalej: w sposób celowany zakłóca metabolizm glukozy w komórkach nowotworowych, hamując podstawowe enzymy glikolizy, a tym samym przerywając dostarczanie energii do guza. Komórki nowotworowe są szczególnie zależne od tego procesu – wykorzystują glikolizę w nienaturalnie wysokim stopniu, nawet w środowiskach bogatych w tlen (słynny efekt Warburga, o którym już kilkakrotnie wspominano). Jeśli mechanizm ten zostanie zakłócony, stają one w obliczu kryzysu egzystencjalnego, podczas gdy zdrowe komórki, które są bardziej elastyczne w produkcji energii, pozostają w dużej mierze nienaruszone (Byun i in. 2021).

Jednak prawdopodobnie najbardziej fascynującym aspektem tych metabolitów jest ich zdolność do zmiany mikrośrodowiska guza. Badania sugerują, że umożliwiają one układowi odpornościowemu większą aktywność przeciwko komórkom nowotworowym. Wspierając immunomodulację i wpływając na markery stanu zapalnego, mogą one pomóc uczynić komórki nowotworowe bardziej widocznymi dla własnych mechanizmów obronnych organizmu, a tym samym bardziej podatnymi na atak. Jest to decydujący czynnik w nowoczesnej onkologii, ponieważ komórki nowotworowe potrafią stać się praktycznie niewidoczne dla układu odpornościowego. Fenbendazol i jego metabolity mogą położyć kres tej „zabawie w chowanego" (Son i in. 2020).

Odkrycia te wymagają dalszych badań, ponieważ pokazują, że prawdziwa siła fenbendazolu tkwi nie tylko w oryginalnej substancji, ale także w sposobie jej przetwarzania przez organizm. Metabolity są tajnymi agentami, którzy mogą sprawić, że fenbendazol będzie działać bardziej systemowo, trwale i skutecznie niż jego krewny mebendazol. Podczas gdy nauka wciąż jest w trakcie pełnego rozszyfrowywania tych mechanizmów, jedna rzecz jest już bardzo wyraźna: stosowanie fenbendazolu już teraz ma sens, ponieważ raporty z doświadczeń dają jasną informację, że fenbendazol działa.

Podsumowując, fenbendazol jest bardziej wszechstronny niż mebendazol ze względu na lepszą biodostępność i tworzenie aktywnych metabolitów, zwłaszcza w chorobach ogólnoustrojowych. Z drugiej strony, mebendazol pozostaje doskonałym wyborem do miejscowych zastosowań jelitowych, gdzie może działać w sposób ukierunkowany i skuteczny. Oba leki mają swoje mocne strony, ale fenbendazol okazuje się zdecydowanym zwycięzcą, gdy wymagane jest działanie ogólnoustrojowe.

Fenbendazol wykazał już swoje zalety w badaniach przedklinicznych na zwierzętach. Ogólnoustrojowe stężenia fenbendazolu i jego aktywnych metabolitów okazały się wystarczające do specyficznego atakowania komórek nowotworowych. Podkreśla to, że fenbendazol jest potencjalnie wszechstronnym lekiem, który może zapewniać szersze spektrum działania niż jego bliski krewny mebendazol, szczególnie w zastosowaniach ogólnoustrojowych, takich jak terapia przeciwnowotworowa. Zdolność do działania ogólnoustrojowego sprawia, że fenbendazol jest interesującą opcją w leczeniu guzów z przerzutami lub trudno dostępnych nowotworów.

Z drugiej strony mebendazol pozostaje bezkonkurencyjnym wyborem, jeśli chodzi o ukierunkowane leczenie nowotworów przewodu pokarmowego. Ze względu na jego miejscowe działanie w obszarze jelit, może być stosowany bezpośrednio w miejscu guza bez konieczności wysokiego wchłaniania ogólnoustrojowego. Ta precyzja sprawia, że mebendazol jest doskonałym kandydatem do leczenia guzów, które pozostają w przewodzie pokarmowym.

W mojej praktyce obserwowałem 77-letniego pacjenta z zaawansowanym rakiem prostaty i przerzutami do kości, u którego wartość PSA wynosiła 384. Po odrzuceniu terapii hormonalnej rozpoczął leczenie iwermektyną (60 mg/dobę) i fenbendazolem (888 mg/dobę). Po sześciu tygodniach wartość PSA wzrosła do 650. Po przejściu z fenbendazolu na mebendazol w dawce 500 mg dziennie, wartość PSA spadła do 30 dwa miesiące później, a po kolejnych czterech tygodniach – do niewiarygodnych 12. Pacjent zgłaszał obniżenie poziomu bólu i podniesienie jakości życia. Terapia ta była kontynuowana. Decyzja o tym, co działa lepiej, jest zatem daleka od podjęcia.

W prostych słowach:
Fenbendazol i mebendazol – podwójna siła w walce z rakiem

Dwie bronie do walki z rakiem: fenbendazol i mebendazol! Fenbendazol jest jak wojownik, który atakuje guzy w całym ciele, zwłaszcza gdy się rozprzestrzeniają. Mebendazol natomiast precyzyjnie celuje w raka w jelicie grubym – jak snajper na swoim stanowisku. Oba leki niszczą komórki nowotworowe bez obciążania organizmu, są przy tym są bezpieczne i niedrogie. Na polu walki z rakiem zapewniają podwójne uderzenie.

10. Fenbendazol – trzy studia przypadków ze Stanford (2021)

Poniżej znajdują się trzy studia przypadków, które wykazują skuteczność fenbendazolu w badaniu przeprowadzonym przez Uniwersytet Stanforda w Kalifornii. Zostały one opublikowane 10 lutego 2021 roku w czasopiśmie medycznym *Clinical Oncology* pod tytułem: *Case Reports* (Chiang i in. 2021).

Te trzy studia przypadków są nie tylko ekscytujące – są one szczególnie interesujące dla naszych rozważań. Dlaczego? Ponieważ pochodzą z badania opublikowanego przez Uniwersytet Stanforda w Kalifornii, jedną z najbardziej renomowanych instytucji badawczych na świecie. Takie publikacje przechodzą rygorystyczny proces recenzji: są sprawdzane, zatwierdzane i analizowane przez niezależne organy naukowe. Oznacza to, że dane nie są jedynie osobistymi relacjami lub anegdotami, ale obiektywnie udowodnionymi odkryciami, które mają znaczenie w badaniach medycznych.

Szczególnie w onkologii badania z takimi dobrze uzasadnionymi studiami przypadków są nieocenione. Kiedy pacjenci z najcięższymi postaciami raka, dla których nie było nadziei, wykazują znaczną poprawę pod wpływem określonej terapii, nie można tego po prostu zignorować. Takie raporty mogą potencjalnie zmienić dyskurs naukowy i utorować drogę do dalszych badań klinicznych.

Przypadek 1

Pierwszy przypadek dotyczy 63-letniego mężczyzny, u którego zdiagnozowano raka jasnokomórkowego nerki (RCC) – agresywny i często trudny do wyleczenia rodzaj raka. Jego podróż rozpoczęła się od tradycyjnych metod leczenia, od operacji po silne leki, takie jak pazopanib i kabozantynib, które miały ograniczoną skuteczność i powodowały znaczące skutki uboczne.

Kiedy tradycyjne opcje osiągnęły granice swoich możliwości, potrzebna była nie tylko odwaga, ale także pewna otwartość na niekonwencjonalne metody. Po przerwaniu podawania niwolumabu, leku stosowanego w immunoterapii, z powodu poważnych skutków ubocznych, takich jak wysypka skórna i zapalenie jelita grubego, sytuacja pacjenta wydawała się niemal beznadziejna. Ale wtedy z zupełnie nieoczekiwanego kierunku nadszedł punkt zwrotny: fenbendazol.

Za radą przyjaciela, który sam miał pozytywne doświadczenia z tym lekiem, pacjent rozpoczął leczenie fenbendazolem – lekiem pierwotnie opracowanym dla weterynarii. Dawkowanie: 1 g, trzy razy w tygodniu. To, co nastąpiło później, było po prostu spektakularne. W ciągu kilku miesięcy obrazowanie MRI wykazało prawie całkowity powrót do pierwotnej masy nerki. Zmiany w głowie i trzonie trzustki oraz w kościach miednicy również znacznie się zmniejszyły.

W ciągu kolejnych dziesięciu miesięcy pacjent pozostał wolny od jakichkolwiek oznak nawrotu lub nowych przerzutów. Co jeszcze bardziej imponujące, kontynuował terapię fenbendazolem bez żadnych skutków ubocznych. To, co tu widzimy, to nie tylko niezwykły przypadek, ale być może początek nowej ery, w której terapie alternatywne mogą być postrzegane jako cenne uzupełnienie medycyny konwencjonalnej.

Przypadek ten podkreśla, jak ważne jest myślenie poza utartymi schematami medycznymi. Fenbendazol, lek przeciwpasożytniczy, w szczególny sposób zakłócający procesy komórkowe niezbędne do przeżycia komórek rakowych, wykazał, że może być skuteczną alternatywą – i to u pacjenta, którego choroba wcześniej nie reagowała na żadne inne leczenie.

Przypadek 2

Historia tego 72-letniego mężczyzny pokazuje, jak wytrwałość i otwartość na alternatywne podejścia w medycynie mogą zdziałać prawdziwe cuda. Po niepokojącej diagnozie – rak urotelialny cewki moczowej o wysokim stopniu złośliwości, z późniejszymi przerzutami do płuc i mózgu – pacjent przeszedł intensywną walkę z chorobą. Chirurgia, radioterapia oraz połączenie chemioterapii i immunoterapii początkowo wydawały się przynosić rezultaty, ale rak był oporny, z nawracającymi objawami i postępującą chorobą zaotrzewnową pomimo intensywnych interwencji medycznych.

Kiedy konwencjonalne opcje zostały wyczerpane, a choroba postępowała, pacjent zdecydował się wypróbować alternatywną drogę. Tutaj zaczyna się prawdziwy punkt zwrotny w tej historii – połączenie fenbendazolu, witaminy E, kurkuminy i oleju CBD, które stanowiło centrum jego terapii uzupełniającej. Kluczową rolę odegrał tu fenbendazol. Dawka 1 grama trzy dni w tygodniu została połączona z witaminą E - silnym przeciwutleniaczem, kurkuminą znaną ze swoich właściwości przeciwzapalnych oraz olejem CBD - obiecującym środkiem wspomagającym układ odpornościowy.

Wyniki były wręcz niewiarygodne. W ciągu dziewięciu miesięcy seryjne skany TK wykazały stopniowe zmniejszanie się rozmiaru węzła chłonnego aortalno-udowego, który skurczył się z 2,0 cm × 1,5 cm do zaledwie 0,5 cm × 0,5 cm. Odpowiada to całkowitej odpowiedzi radiologicznej - warunkowi, o jakim marzy wielu pacjentów z rakiem. Co jednak najlepsze, w innych miejscach nie znaleziono żadnych dowodów na postęp choroby.

Ten przypadek jest niezwykłym przykładem tego, jak połączenie medycyny opartej na nauce z innowacyjnymi, komplementarnymi metodami może prowadzić do przełomowych rezultatów. Pokazuje niesamowitą odporność ludzkiego ciała, gdy jest ono wspierane odpowiednimi narzędziami. Fenbendazol okazał się silnym narzędziem w połączeniu z innymi substancjami. Jest to wezwanie dla nauki i medycyny do poszerzenia naszych horyzontów i odkrywania nowych dróg, ponieważ jeśli jesteśmy gotowi przyjąć nieznane, wyniki mogą nieustannie redefiniować granice tego, co uważamy za możliwe.

Przypadek 3

Sześćdziesięciotrzyletnia kobieta zmagała się z poważnymi problemami z dolnymi drogami moczowymi i krwiomoczem. Badanie TK ujawniło masywny guz o wielkości 7,5 cm na prawej ścianie pęcherza moczowego, który rozprzestrzenił się na stronę miednicy i spowodował prawostronne wodonercze. W celu ustabilizowania sytuacji konieczne było wykonanie przezskórnej nefrostomii. Na szczęście badanie nie wykazało oznak przerzutów, ale guz nadal był klasyfikowany jako wysoce agresywny, w stadium klinicznym T4.

Podczas przezcewkowej resekcji guza (TURBT) usunięto dużą, martwiczą masę. Badanie histopatologiczne ujawniło raka urotelialnego z przewagą komponenty płaskonabłonkowej (85%) oraz z domieszką sarkomatoidalną (15%) – trudny przeciwnik.

Zdeterminowana, by odwrócić bieg wydarzeń, pacjentka rozpoczęła intensywne leczenie protokołem chemioterapii AMVAC, który obejmuje wybuchową mieszankę metotreksatu, winblastyny, doksorubicyny i cisplatyny. W ciągu czterech miesięcy przeszła sześć cykli tej przyspieszonej chemioterapii.

Ale nie trzymała się samej standardowej terapii. Jednocześnie zdecydowała się na uzupełniającą strategię z fenbendazolem – 1 gram, trzy razy w tygodniu. Decyzja ta okazała się niezwykle trafna. Po zakończeniu chemioterapii, kontrolna tomografia komputerowa nie wykazała żadnych oznak pozostałego guza, poza minimalnym pogrubieniem prawej dolnej ściany pęcherza moczowego.

Pacjentka nie zgodziła się na cystektomię i zdecydowała się na regularne monitorowanie, któremu towarzyszyła terapia alternatywna. W dalszym czasie nie było dowodów na postęp choroby. Pacjentka pozostała stabilna, wolna od objawów i jest żywym przykładem możliwości, jakie mogą wynikać z połączenia nauki, innowacyjnego podejścia i odważnych decyzji. To prawdziwe zwycięstwo, które pokazuje, że nie chodzi tylko o protokoły leczenia, ale także o siłę nadziei i determinacji.

Studia przypadków, takie jak to ze Stanford (2021), pokazują, że fenbendazol hamuje wzrost guza, zwłaszcza w połączeniu z innymi substancjami czynnymi. Przykład z mojej praktyki: 40-letnia kobieta z Hamburga chorowała na nieuleczalnego raka płuc z przerzutami. Przyjmowała 0,5 mg/kg masy ciała iwermektyny i 888 mg fenbendazolu dziennie wraz z ozymertynibem. Po trzech miesiącach guz zmniejszył się z 3 cm do 1 cm, a wysięk opłucnowy zniknął. Przytyła 8 kg i żyje bardziej aktywnie. Przypadki jak ten podkreślają wszechstronne właściwości fenbendazolu.

11. Iwermektyna – ile kosztuje lek i jak go kupić w Niemczech?

Sytuacja dotycząca leczenia iwermektyną w Niemczech jest jasno uregulowana, ale nadal pojawiają się wyzwania. Każdy zainteresowany leczeniem iwermektyną – czy to dla siebie, czy dla krewnych – może oficjalnie poddać się mu u zarejestrowanego lekarza. Iwermektyna jest lekiem wydawanym wyłącznie na receptę i może być przepisana przez dowolnego praktykującego lekarza. Lek jest dostępny w aptekach w postaci tabletek o standardowej dawce 3 mg na tabletkę. Jednym z producentów tego leku jest na przykład Ratiopharm. Cena pojedynczej tabletki wynosi obecnie około 12–13 euro.

Tu jednak zaczynają się pierwsze praktyczne przeszkody. Dzienna dawka ogólnie zalecana w leczeniu raka wynosi co najmniej 12 mg. Odpowiada to czterem tabletkom i oznacza dzienny koszt około 48 euro. Zalecenia dotyczące dawkowania są jednak bardzo zróżnicowane. Niektóre badania i eksperci w dziedzinie onkologii alternatywnej zalecają znacznie wyższe dawki – do 1 mg na kilogram masy ciała lub nawet więcej. Dla osoby ważącej 50 kg oznaczałoby to przyjmowanie 50 mg dziennie. Odpowiadałoby to 16–17 tabletkom dziennie, co zwiększyłoby dzienne koszty do około 192 euro.

W zalecanym minimalnym okresie dwunastu tygodni koszty sumują się zatem do około 16 128 euro – i jest to tylko dolna granica. W zależności od masy ciała, kwota ta może szybko się podwoić lub jeszcze bardziej wzrosnąć. Oznacza to, że całkowity koszt terapii iwermektyną jest prawie równy kosztowi konwencjonalnej chemioterapii. I tu pojawia się kolejny problem: ani państwowe, ani prywatne firmy ubezpieczeniowe nie pokrywają obecnie kosztów tego leczenia. Terapia musi być finansowana w całości z własnej kieszeni, co czyni ją nieosiągalną dla wielu pacjentów.

Oznacza to, że musimy pilnie znaleźć alternatywne rozwiązania. To niedopuszczalne, by potencjalnie skuteczny lek, który jest produkowany za grosze na całym świecie, stawał się przeszkodą finansową dla osób dotkniętych chorobą w Niemczech. Jest to problem nie tylko medyczny, ale także etyczny i polityczny. Jeśli iwermektyna naprawdę ma potencjał, jaki sugeruje wielu użytkowników i niektóre badania, to należy ją pilnie udostępnić wszystkim pacjentom – nie tylko tym, których na nią stać. Istnieje pilna potrzeba zmian w systemie opieki zdrowotnej, ponieważ nauka nie powinna zależeć od zasobności kont bankowych.

Istnieje alternatywa, a mianowicie możliwość stosowania iwermektyny w leczeniu raka bez konieczności ponoszenia rujnujących kosztów. Dobra wiadomość jest taka, że leczenie to jest możliwe w Niemczech – całkowicie legalne, wysokiej jakości i za ułamek zwykłej ceny. Niemiecka ustawa o lekach zezwala na indywidualne recepty dla poszczególnych pacjentów, co oznacza, że wyspecjalizowane apteki mogą wyprodukować lek dostosowany do indywidualnych potrzeb (tzw. lek recepturowy – przyp. red.). Lek nie jest produkowany jako standardowy produkt przemysłowy, ale jest wytwarzany indywidualnie, zgodnie z zaleceniami lekarza. Zalety są oczywiste: maksymalna czystość składników aktywnych, ścisła kontrola jakości przez odpowiednie organy i elastyczność w dawkowaniu, która jest ukierunkowana na rzeczywiste potrzeby pacjenta.

Kluczem jest znalezienie lekarza, który jest zaznajomiony z lekami recepturowymi i może wystawić prawidłową receptę. Potrzebna jest również wyspecjalizowana apteka, która jest w stanie zrealizować receptę zgodnie z najwyższymi standardami farmaceutycznymi. Ale gdy tylko te dwa wymagania zostaną spełnione, cała kalkulacja zmienia się diametralnie. Zamiast astronomicznych kosztów przemysłowo produkowanych tabletek iwermektyny, produkcja na zamówienie daje niemal rewolucyjną oszczędność kosztów.

Dla porównania, standardowa dzienna dawka 12 mg iwermektyny kosztuje około 48 euro dziennie jako lek gotowy do użycia, co oznacza aż 4032 euro za dwunastotygodniowy cykl leczenia. Jednak po przygotowaniu leku według recepty w aptece kwota ta spada do zaledwie 0,80 euro dziennie – czyli tylko 67 euro za cały okres leczenia. Nie jest to błąd w obliczeniach, ale uzasadniona, całkowicie legalna opcja, która jest chroniona przez niemiecką ustawę o lekach.

Różnica jest jeszcze bardziej drastyczna przy wyższych dawkach. Zakładając indywidualnie dostosowaną dawkę 1 mg iwermektyny na kilogram masy ciała – tj. 50 mg dziennie dla osoby ważącej 50 kg – koszty tabletek produkowanych przemysłowo wynoszą 200 euro dziennie i 16 800 euro za zalecany okres leczenia wynoszący dwanaście tygodni. Taka sama terapia w przypadku leku recepturowego kosztuje zaledwie 1,70 euro dziennie, co daje łączną kwotę 142 euro. Koszty są zmniejszone 118-krotnie, co oznacza, że redukcja kosztów wynosi 99%. To niesamowita oszczędność.

Liczby mówią same za siebie: podczas gdy standaryzowane tabletki iwermektyny konkurują z chemioterapią pod względem ceny, produkcja preparatów recepturowych sprawia, że leczenie jest dostępne dla prawie każdego pacjenta. Wiedza ta może stanowić o decydującej różnicy – między terapią niezrównoważoną finansowo a realistyczną, opłacalną opcją leczenia. Najważniejszym pytaniem nie jest już zatem to, czy iwermektyna jest przystępna cenowo, ale czy wystarczająca liczba lekarzy i aptek będzie skłonna skorzystać z tego modelu. Jeśli to się powiedzie, może to być kolejny duży krok w rewolucji medycznej.

Sytuacja z mebendazolem jest znacznie prostsza. Lek ten może zostać przepisany przez lekarza i zakupiony w aptece. Jednak, podobnie jak w przypadku iwermektyny, firmy ubezpieczeniowe zazwyczaj nie pokrywają kosztów leczenia. Decydująca różnica tkwi jednak w cenie. Standardowa terapia 100 mg mebendazolu dziennie kosztuje około 300 euro za okres trzech miesięcy – suma ta wydaje się niemal nieistotna w porównaniu z wieloma innymi terapiami przeciwnowotworowymi. Jeśli konieczna jest wyższa dawka, koszty oczywiście odpowiednio rosną. Niektórzy terapeuci zalecają dawki do 1000 mg dziennie. Ale nawet w tym przypadku istnieje opłacalne rozwiązanie.

Koszty można drastycznie obniżyć dzięki produkcji leku recepturowego w aptece. Opłata za dzienną dawkę wynosi wówczas zaledwie 0,80 euro; nawet przy terapii wysokimi dawkami 1000 mg dziennie, koszty wynoszą zaledwie 2–3 euro dziennie. Oznacza to, że nawet intensywna terapia mebendazolem jest możliwa za mniej niż 100 euro miesięcznie – co stanowi istotną różnicę w porównaniu z ogromnymi kosztami, jakie ponosi się w przypadku konwencjonalnych terapii przeciwnowotworowych.

Sytuacja wygląda inaczej w przypadku fenbendazolu. Lek ten nie jest dopuszczony do obrotu w Niemczech jako gotowy produkt leczniczy do stosowania u ludzi, a zatem nie może być regularnie kupowany w aptekach ani wytwarzany jako lek recepturowy. Niemniej jednak istnieją sposoby na uzyskanie fenbendazolu. Jest on sprzedawany w internecie jako suplement diety, często po bardzo niskiej cenie. Wielu pacjentów na całym świecie już go stosuje i zgłasza pozytywne doświadczenia, ale ponieważ nie jest on oficjalnie dopuszczony do stosowania w leczeniu ludzi, pozostaje obszarem, w którym pacjenci muszą polegać na własnej odpowiedzialności.

Podczas gdy mebendazol i iwermektyna są już oficjalnymi, dostępnymi opcjami w medycynie ludzkiej, fenbendazol stanowi fascynujący przykład leku, który został pierwotnie opracowany dla medycyny weterynaryjnej, ale teraz otwiera nieoczekiwane nowe horyzonty w terapii raka.

Dobrą wiadomością jest to, że jeśli masz dostęp do kompetentnego lekarza i specjalistycznej apteki, możesz uzyskać wysokiej jakości, niedrogi mebendazol i iwermektynę – jest to prawdziwa alternatywa dla drogich standardowych terapii.

Decyzja została podjęta: dostęp do obiecującej terapii przeciwnowotworowej z iwermektyną i mebendazolem jest wreszcie możliwy – ceny zostały drastycznie obniżone dzięki możliwości zakupu leków recepturowych, a leczenie znalazło się nagle w zasięgu ręki. Ale jednej rzeczy nigdy nie należy lekceważyć – ogromnego znaczenia profesjonalnego wsparcia medycznego. Nie mówimy tu o nieszkodliwych suplementach diety lub czymś, co można po prostu przygotować samodzielnie. Leki te są wysoce skutecznymi substancjami farmakologicznymi, a ich stosowanie musi być ściśle monitorowane, aby zapewnić zarówno maksymalną skuteczność, jak i absolutne bezpieczeństwo użytkowników.

Każdy pacjent wymaga ścisłego nadzoru medycznego przez cały okres terapii. Nie chodzi tylko o zapewnienie prawidłowego dawkowania leków, ale także o regularne kontrole lekarskie. Organizm zmienia się podczas leczenia – enzymy, procesy metaboliczne i reakcje immunologiczne mogą ulec zmianie. Wykonywane na bieżąco badania krwi mają zatem kluczowe znaczenie dla wczesnego rozpoznania możliwych skutków ubocznych i podjęcia odpowiednich środków zaradczych. Bez takiego monitorowania, samodzielna terapia może być nie tylko nieskuteczna, ale może nawet spowodować uszczerbek na zdrowiu.

Co więcej, koszty takiego wsparcia medycznego są bardzo zróżnicowane – w zależności od lekarza i praktyki. Niektórzy lekarze oferują intensywną opiekę ze ścisłym monitorowaniem, podczas gdy inni polegają na modelu mniej ustrukturyzowanym. Ale jedno jest pewne: każdy, kto poważnie rozważa tę terapię, powinien najpierw skonsultować się z lekarzem specjalistą, który ma doświadczenie z tymi lekami w onkologii. W końcu nie chodzi tylko o lek – chodzi o osobę, o bezpieczeństwo i o zapewnienie najlepszego możliwego wyniku terapeutycznego. Każdy, kto wierzy, że może po prostu przeprowadzić takie leczenie samodzielnie, ryzykuje swoim zdrowiem.

Ale w odpowiednich rękach ta terapia ma potencjał, aby stać się udaną koncepcją w nowoczesnej medycynie onkologicznej.

12. „Końska medycyna" czy terapia przeciwnowotworowa? Dlaczego krytyka iwermektyny, mebendazolu i fenbendazolu spełza na niczym?

Stosowanie iwermektyny, mebendazolu i fenbendazolu spotyka się również z dużą liczbą krytyków, którzy próbują zdyskredytować tę nową terapię. Powszechnym argumentem jest to, że te trzy leki są nowe i niezbadane. Ale czy to w ogóle prawda?

Jest to powszechne błędne przekonanie. W rzeczywistości są to leki stosowane w medycynie od dziesięcioleci, o udowodnionym bezpieczeństwie, które – jak pokazuje ta książka – przewyższa wiele nowoczesnych terapii przeciwnowotworowych. Ich mechanizmy działania są dobrze udokumentowane, dawki ustalone, a tolerancja udowodniona. Założenie, że są to niezbadane substancje, nie wytrzymuje naukowej analizy.

Innym argumentem przeciwko takiej terapii jest to, że skutki uboczne i ryzyko nie zostały wystarczająco zbadane.

To również jest po prostu nieprawdą. Farmakologia tych leków została szczegółowo zbadana, a miliony pacjentów na całym świecie przyjmują je od dziesięcioleci – z imponującym zakresem bezpieczeństwa. Potencjalne skutki uboczne są dobrze udokumentowane, możliwe do opanowania i nie są w żaden sposób porównywalne z często poważnymi skutkami ubocznymi konwencjonalnych terapii przeciwnowotworowych.

Co więcej, niektórzy krytycy twierdzą, że istnieje bardzo niewiele rzeczywistych zastosowań terapeutycznych tych leków. Rzeczywistość pokazuje jednak inny obraz: iwermektyna, mebendazol i fenbendazol były już stosowane setki milionów razy. Pierwotnie opracowane w celu leczenia chorób pasożytniczych, stanowią integralną część medycyny ludzkiej i weterynaryjnej. Fakt, że obecnie znajdują nowe zastosowania w onkologii, nie przemawia przeciwko ich stosowaniu, ale raczej świadczy o ich ogromnym potencjale terapeutycznym.

Kolejną obawą jest to, że nie jest gwarantowana jakość leków. Ale i w tym przypadku fakty mówią co innego. Te aktywne składniki są produkowane przemysłowo przez firmy farmaceutyczne na całym świecie i podlegają ścisłym regulacjom. Ponadto mogą być produkowane w certyfikowanych aptekach jako preparaty dostosowane do indywidualnych potrzeb, co gwarantuje najwyższe standardy czystości i jakości.

Kolejny argument, który jest często wysuwany: leki te są dostępne tylko na czarnym rynku. Również w tym przypadku rzeczywistość jest inna. Iwermektyna i mebendazol są dostępne w aptekach na receptę, ponieważ są one regularnymi lekami przepisywanymi na całym świecie, a fenbendazol również można uzyskać w certyfikowanej jakości. Oczywiście istnieją też źródła niepewne – dotyczy to każdego leku. Ale kupując leki w aptece, możesz być pewien ich jakości.

Innym fałszywym argumentem przeciwko tej terapii jest to, że te trzy leki nie nadają się do stosowania u ludzi, ponieważ pochodzą z medycyny weterynaryjnej. Argument łatwy do obalenia. Istotnie iwermektyna, mebendazol i fenbendazol są niezbędne w medycynie weterynaryjnej i są stosowane na całym świecie. Dotyczy to jednak również wielu innych leków, które po raz pierwszy zastosowano w medycynie weterynaryjnej, a następnie zaadaptowano w medycynie ludzkiej – penicylina, insulina czy aspiryna to tylko kilka przykładów. Fakt, że lek jest stosowany również w medycynie weterynaryjnej, nie oznacza automatycznie, że nie nadaje się dla ludzi. Wręcz przeciwnie – powszechne stosowanie u zwierząt często świadczy o wyjątkowym bezpieczeństwie i skuteczności.

Pejoratywne określenie „końska medycyna" to nic innego jak jawna próba zasiania wątpliwości i zdyskredytowania obiecującej terapii. Oszczercza taktyka, która ma niewiele wspólnego z nauką, ale ma wiele wspólnego z podsycaniem strachu i kształtowaniem opinii publicznej.

A co ze skutkami ubocznymi? Krytycy ostrzegają przed poważnymi uszkodzeniami wątroby, uszkodzeniami jelit i zmianami w morfologii krwi. Przyjrzyjmy się jednak faktom: iwermektyna, mebendazol i fenbendazol mają wyjątkowo wysoki profil bezpieczeństwa. Tak jak w przypadku każdego leku, mogą wystąpić działania niepożądane, ale są one zwykle łagodne i odwracalne. W rzeczywistości substancje te są stosowane u ludzi od dziesięcioleci, w milionach zastosowań, z wyjątkowo niskim odsetkiem poważnych powikłań. Niemniej jednak, podobnie jak w przypadku każdej skutecznej terapii, takie leczenie musi być prowadzone pod nadzorem lekarza. Każdy lekarz udzieli informacji na temat skutków ubocznych i interakcji z innymi środkami przed rozpoczęciem leczenia i zdecyduje, jaka dawka jest odpowiednia dla danej choroby.

Regularne badania krwi i monitorowanie markerów wątrobowych to część odpowiedzialnej opieki medycznej. Zmiany enzymatyczne w wątrobie mogą wystąpić przy długotrwałym stosowaniu, ale poważne uszkodzenie wątroby? Rzadko lub nawet nigdy nie zostały udokumentowane.

Uszkodzenie jelit? Również nie udowodniono, wręcz przeciwnie, wielu pacjentów wykazuje poprawę stanu zapalnego w przewodzie pokarmowym, ponieważ leki te mają jednocześnie działanie przeciwpasożytnicze i przeciwzapalne.

Kolejny argument, który jest często wysuwany: terapia jest polecana przez medycznych laików i wyolbrzymiana w mediach społecznościowych. Ale od kiedy doświadczenia pacjentów dyskwalifikują terapię? Nauka rozwija się dzięki obserwacjom i praktycznym doświadczeniom, które rodzą nowe pytania badawcze i napędzają innowacje. Wiele z najważniejszych odkryć medycznych rozpoczęło się właśnie w ten sposób – od nieoczekiwanych wyników, które podważyły ustaloną opinię.

Ostatecznie jasne jest, że najczęstsze kontrargumenty przeciwko iwermektynie motywowane są politycznie, a nie naukowo. Zamiast zajmować się faktami, próbuje się zasiać wątpliwości i zniechęcić pacjentów. Ale ta książka ma inny cel: zapewnić edukację, rzetelne informacje i analizę opartą na faktach, która umożliwia czytelnikowi podjęcie świadomej decyzji.

V. Błękit metylenowy w terapii przeciwnowotworowej

1. Błękit metylenowy – niebieska iskra dla terapii przeciwnowotworowych

Błękit metylenowy, ciemnoniebieski barwnik o ponad 140-letniej tradycji medycznej, ewoluował od środka przeciwdrobnoustrojowego do obiecującego kandydata w uzupełniającej terapii przeciwnowotworowej. Chemicznie znany jako chlorek metylotioniniowy ($C_{16}H_{18}ClN_3S$), pochodna fenotiazyny, został zsyntetyzowany przez Heinricha Caro w 1876 roku. Jego elastyczność biochemiczna, w szczególności zdolność do przełączania się między formami utlenionymi i zredukowanymi jako mediator redoks, umożliwia mu modulowanie procesów biochemicznych w ukierunkowany sposób. W medycynie alternatywnej błękit metylenowy cieszy się dużym zainteresowaniem, ponieważ atakuje komórki nowotworowe poprzez precyzyjne mechanizmy działania bez nadmiernego obciążania zdrowych komórek. Właściwości te sprawiają, że jest on źródłem nadziei dla pacjentów poszukujących komplementarnych metod spowolnienia progresji nowotworu i zwiększenia szans na wyzdrowienie, zarówno samodzielnie, jak i w połączeniu z konwencjonalnymi metodami leczenia (Chen i in. 2023).

Historia medyczna błękitu metylenowego świadczy o jego niezwykłej wszechstronności. Już w 1891 roku Paul Ehrlich z powodzeniem stosował go w leczeniu malarii, co było kamieniem milowym, który ugruntował rolę tego środka w terapiach skojarzonych. W methemoglobinemii działa jako odtrutka, redukując w hemoglobinie żelazo trójwartościowe do żelaza dwuwartościowego, na przykład w zatruciu azotynami, przywracając w ten sposób transport tlenu we krwi. W histologii błękit metylenowy jest niezbędnym standardem do barwienia komórek i tkanek, umożliwiając analizy mikroskopowe. Jako środek antyseptyczny zwalcza infekcje bakteryjne i grzybicze, a około 1900 roku był nawet testowany w leczeniu chorób psychicznych. Ten szeroki wachlarz zastosowań podkreśla biochemiczną moc składnika aktywnego, który obecnie otwiera nowe perspektywy w terapii nowotworów (Yang i in. 2022).

W terapii przeciwnowotworowej błękit metylenowy rozwija swoje działanie poprzez ukierunkowane ataki biochemiczne na komórki nowotworowe, co osłabia ich zdolność do przetrwania. Głównym mechanizmem jest zakłócanie funkcji mitochondriów. Komórki nowotworowe, charakteryzujące się nieefektywnym metabolizmem opartym na efekcie Warburga, w dużym stopniu polegają na produkcji energii poprzez łańcuch oddechowy w celu wsparcia ich szybkiego wzrostu. Błękit metylenowy hamuje transfer elektronów w kompleksach mitochondrialnych, drastycznie zmniejszając produkcję adenozynotrójfosforanu (ATP), głównego źródła energii komórki. Działa to jak odcięcie zasilania w fabryce nowotworów, powodując zatrzymanie maszyn produkcyjnych i spowolnienie wzrostu komórek nowotworowych (Chen i in. 2023).

Równie ważna jest zdolność błękitu metylenowego do wywoływania stresu oksydacyjnego w komórkach nowotworowych. Umożliwia on powstawanie reaktywnych form tlenu (ROS), wysoce reaktywnych cząsteczek, które powodują uszkodzenia oksydacyjne struktur komórkowych, takich jak DNA, białka i lipidy. Ze względu na niewydajny metabolizm, komórki nowotworowe są szczególnie podatne na ten stres, ponieważ ich mechanizmy ochrony antyoksydacyjnej – w przeciwieństwie do zdrowych komórek z solidnymi systemami, takimi jak dysmutaza ponadtlenkowa i katalaza – zostają przeciążone. Ten szok oksydacyjny powoduje poważne uszkodzenie komórek i prowadzi do ich zaprogramowanej śmierci (apoptozy), niczym celny cios w piętę achillesową komórek nowotworowych (Yang i in. 2022).

Ponadto błękit metylenowy przerywa szlaki sygnałowe, które umożliwiają wzrost guza, na przykład poprzez modulowanie szlaków proliferacji, co znacząco hamuje proliferację guza w modelach przedklinicznych, takich jak rak jajnika (Li i in. 2024).

Błękit metylenowy wykazuje również potencjał do wzmacniania działania innych terapii, co czyni go cennym partnerem w onkologii uzupełniającej. Badania przedkliniczne pokazują, że zwiększa on wrażliwość komórek nowotworowych na chemioterapeutyki i promieniowanie, osłabiając ich mechanizmy oporności. Poprzez zakłócenie funkcji mitochondriów i zwiększenie stresu oksydacyjnego, błękit metylenowy osłabia tarcze ochronne guzów, czyniąc konwencjonalne metody leczenia bardziej skutecznymi. Ten synergistyczny efekt działa jak wzmacniacz, który intensyfikuje działanie innych terapii, podczas gdy błękit metylenowy sam w sobie ma niezależne działanie przeciwnowotworowe (Li i in. 2024).

Badania naukowe potwierdzają te obiecujące właściwości. *Błękit metylenowy. Kompletny przewodnik* (ABA, 2024) autorstwa Marka Sloana (2023) podsumowuje odkrycia i podkreśla wsparcie mitochondriów jako przełomowe narzędzie w terapii raka (Sloan 2023).

Błękit metylenowy jest doskonałym przykładem możliwości repurposingu, w którym sprawdzone składniki aktywne znajdują nowe role w terapii. Jego mechanizmy działania – od wprowadzania zaburzeń mitochondriów po wywoływanie stresu oksydacyjnego i synergię z innymi metodami leczenia – dają onkologii innowacyjne możliwości. Jego długa tradycja medyczna i rosnące dowody naukowe sprawiają, że błękit metylenowy jest światłem nadziei dla pacjentów poszukujących komplementarnych metod leczenia. Dla pacjentów i ich rodzin związek ten symbolizuje nowe perspektywy w leczeniu ciężkich nowotworów. Dalsze badania nad tym niezwykłym barwnikiem mogą rzucić nowe światło na przyszłość terapii przeciwnowotworowej, z naukową elegancją i wyraźnym naciskiem na dobre samopoczucie pacjenta (Yang i in. 2022).

2. Mechanizm terapii fotodynamicznej błękitem metylenowym

Terapia fotodynamiczna (PDT) z użyciem błękitu metylenowego stanowi jeden z najbardziej fascynujących i precyzyjnych mechanizmów, za pomocą których ten wszechstronny barwnik zwalcza komórki nowotworowe w terapii raka. Ta innowacyjna metoda wykorzystuje unikalne właściwości biochemiczne błękitu metylenowego do niszczenia komórek nowotworowych. Połączenie światła, tlenu i światłoczułej substancji błękitu metylenowego wyzwala atak, który uderza w fabrykę nowotworów w jej najbardziej wrażliwym punkcie – prawdziwy promyk nadziei dla pacjentów poszukujących uzupełniających metod terapeutycznych (Nogueira i in. 2015).

Terapia fotodynamiczna – celowane niszczenie guzów za pomocą światła i barwników

Terapia fotodynamiczna (PDT) to innowacyjna metoda leczenia, która wykorzystuje światło, substancje fotouczulające i tlen, aby w sposób celowy niszczyć chore tkanki, takie jak nowotwory. W ogólnoustrojowej PDT dożylnie podawany jest fotouczulacz, który gromadzi się w komórkach nowotworowych. Poprzez dożylną iniekcję światła, przy użyciu światła laserowego w zakresie widzialnym lub bliskiej podczerwieni i ultrafioletu, fotouczulacz zostaje aktywowany, powodując powstawanie reaktywnych form tlenu (ROS). ROS wywołują stres oksydacyjny, który niszczy komórki nowotworowe poprzez apoptozę, podczas gdy zdrowe tkanki w znacznej mierze pozostają oszczędzone. Powszechnie stosowane fotouczulacze obejmują barwniki takie jak kurkumina, ryboflawina i hiperycyna, a także witamina B17, które pochłaniają określone długości fal światła i skutecznie generują ROS. Zastosowanie ogólnoustrojowe umożliwia leczenie przerzutów i trudno dostępnych guzów poza ogólną terapią przeciwnowotworową, ale wymaga precyzyjnego dawkowania i specjalistycznych, zaawansowanych technologicznie urządzeń laserowych. Jako terapia uzupełniająca, PDT oferuje obiecujące możliwości, stosowane również w naszej praktyce.

Istotą PDT jest zdolność błękitu metylenowego do pochłaniania światła w zakresie widzialnym od 630 do 680 nanometrów. Gdy błękit metylenowy, chemicznie znany jako chlorek metylotioniniowy ($C_{16}H_{18}ClN_3S$), pochłania światło, przechodzi w stan wzbudzony. W tym stanie przekazuje energię do otaczających go cząsteczek tlenu, co generuje reaktywne formy tlenu (ROS), w szczególności tlen singletowy.

Te wysoce reaktywne cząsteczki są niczym precyzyjna broń biochemiczna, która powoduje oksydacyjne uszkodzenia struktur komórkowych, takich jak DNA, białka i lipidy w komórkach nowotworowych. Wynikający z tego stres oksydacyjny wyzwala kaskadę uszkodzeń, które ostatecznie prowadzą do zaprogramowanej śmierci komórki (apoptozy) – jest jak celne uderzenie, które rzuca komórki nowotworowe na kolana (Dos Santos i in. 2017).

Zdecydowaną zaletą PDT z użyciem błękitu metylenowego jest jego selektywność. Komórki nowotworowe preferencyjnie absorbują błękit metylenowy ze względu na ich zwiększony metabolizm i zmienioną przepuszczalność błon – w przeciwieństwie do zdrowych komórek, które mają silniejsze mechanizmy ochronne. Ta selektywna akumulacja zapewnia, że stres oksydacyjny wpływa głównie na komórki nowotworowe, podczas gdy zdrowa tkanka pozostaje w dużej mierze nienaruszona. To tak, jakby błękit metylenowy zapalał latarnię w krajobrazie guza, oświetlając tylko komórki nowotworowe (Nogueira i in. 2015).

Na szczególną uwagę zasługuje zdolność błękitu metylenowego do wiązania się z DNA, co wzmacnia destrukcyjny wpływ ROS. To wiązanie DNA umożliwia bezpośredni atak na genetyczne plany komórek nowotworowych, co dodatkowo przyspiesza apoptozę i skutecznie hamuje proliferację guza (Nogueira i González 2014).

Skuteczność PDT jest maksymalizowana dzięki precyzyjnemu dopasowaniu dawki światła i stężenia błękitu metylenowego. W modelach przedklinicznych, na przykład w raku piersi, PDT z błękitem metylenowym osiągnęła imponujące wyniki, zmniejszając guzy nawet o 95%. Efekt ten opiera się na zdolności tlenu singletowego do specyficznego niszczenia błon komórkowych i struktur wewnątrzkomórkowych, co sprawia, że komórki nowotworowe nie są w stanie kontynuować szybkiego wzrostu (Dos Santos i in. 2017). W praktyce PDT wymaga specjalistycznego sprzętu do precyzyjnego skupiania światła na obszarze guza, dzięki czemu terapia jest zaawansowaną technologicznie, ale wysoce ukierunkowaną opcją. Połączenie biochemicznej precyzji i zaawansowania technicznego sprawia, że błękit metylenowy w PDT jest narzędziem, które wzmacnia terapię przeciwnowotworową z naukową elegancją (Yang i in. 2022).

PDT z błękitem metylenowym jest doskonałym przykładem możliwości uzupełniającej onkologii. Jego zdolność do selektywnego niszczenia komórek nowotworowych poprzez indukowany światłem stres oksydacyjny oferuje podejście, które daje nadzieję zarówno jako terapia samodzielna, jak i w połączeniu z innymi terapiami. Dla pacjentów mechanizm ten jest znakiem, że możliwe są innowacyjne sposoby leczenia raka, które mają ukierunkowany i łagodny efekt (Nogueira i in. 2015).

W prostych słowach: Błękit metylenowy – sabotażysta nowotworów

Wyobraźmy sobie guz jako dziką fabrykę, która działa na pełnych obrotach przez całą dobę, aby produkować komórki nowotworowe. Ma ona swoje „elektrownie", które, podobnie jak silniki, dostarczają paliwa do wzrostu guza. Teraz pojawia się błękit metylenowy – sprytny sabotażysta, który zakrada się do fabryki nowotworów i paraliżuje silniki! Ten niebieski barwnik, wykorzystywany w medycynie od ponad wieku, to prawdziwy as w rękawie – potrafi przechytrzyć komórki rakowe i odebrać im energię, by zahamować ich rozwój.

W jaki sposób błękit metylenowy to robi? Wdziera się do fabryk energii komórek nowotworowych i wyłącza energię elektryczną, tak jakby przełączał główny wyłącznik. Bez elektryczności komórki nowotworowe nie mogą już produkować paliwa, a rozwój guza zostaje zatrzymany. To tak, jakby błękit metylenowy sabotował produkcję, dzięki czemu komórki nowotworowe nie mogą już rosnąć. Ale to nie wszystko: w komórkach nowotworowych błękit metylenowy detonuje również małe chaotyczne bomby! Bomby te sieją spustoszenie, niszcząc ważne składniki komórek i zmuszając je do rozpadu. Najlepsze jednak, że zdrowe komórki mają silne osłony, które chronią je przed tymi bombami, dzięki czemu trafiają one tylko w komórki nowotworowe. To tak, jakby błękit metylenowy niszczył fabrykę nowotworów celnym uderzeniem, nie przeszkadzając sąsiadom!

Jest jednak jeszcze lepiej: błękit metylenowy jest prawdziwym graczem zespołowym. Osłabia komórki nowotworowe, dzięki czemu inne metody leczenia, takie jak iwermektyna i fenbendazol, działają znacznie skuteczniej. Wyobraź sobie, że fabryka guza ma grube ściany, które ją chronią. Błękit metylenowy rozbija te ściany, dzięki czemu inne terapie mogą wkraczać do środka niczym oddział szturmowy. Ale błękit metylenowy jest również silny sam w sobie – może spowolnić działanie fabryki nowotworów bez pomocy innych środków, co daje nadzieję wszystkim, którzy szukają nowych sposobów leczenia.

Krótko mówiąc, błękit metylenowy jest sabotażystą nowotworu, który wyłącza elektrownie komórek rakowych, sieje bombami chaosu i sprawia, że inne terapie są silniejsze. Jest jak sprytny pomocnik, który wyłącza fabrykę nowotworów, z konwencjonalną medycyną lub bez niej. Dla tych, którzy zmagają się z rakiem, może być promykiem nadziei: substancją czynną, która wnosi nowe możliwości – z mocą i odrobiną odwagi!

VI. Repurposing – zmiana przeznaczenia

W obecnym stanie onkologia jest złożona i kosztowna. Rak nie jest pojedynczą chorobą, ale zbiorczym terminem dla ponad 600 różnych diagnoz, z których każda ma unikalną charakterystykę molekularną i genetyczną. Opracowanie pojedynczego leku onkologicznego kosztuje od 1 do 2 miliardów dolarów, przy alarmująco wysokim wskaźniku niepowodzeń: 90–95% testowanych leków zawodzi, zanim zostaną kiedykolwiek zatwierdzone.

Jednocześnie na całym świecie istnieje już ponad 300 000 zatwierdzonych leków, co stanowi niewykorzystany arsenał z potencjałem do ponownego wykorzystania.

Repurposing oznacza wykorzystanie istniejących leków w nowych obszarach zastosowań. Zamiast wydawać miliardy na nowy lek, warto najpierw przetestować to, co zostało już dobrze zbadane przez dziesięciolecia. Wykorzystajmy więc bogatą skarbnicę leków, które są już znane, zamiast marnować ogromne sumy pieniędzy na nowe rozwiązania.

To jednak dopiero początek. Prawdziwym problemem jest nie tylko kwestia kosztów rozwoju, ale fakt, że leki takie jak wspomniane, które są już zatwierdzone, dobrze zbadane i potencjalnie skuteczne w walce z rakiem, byłyby dostępne za mniej niż 3 do 5 dolarów dziennie – w porównaniu z chemioterapią, która może z łatwością kosztować 30 000 dolarów lub więcej. Repurposing to zupełnie inne spojrzenie na onkologię, którego system medyczny desperacko potrzebuje – ale systematycznie je ignoruje.

Poniższe przykłady – a to tylko niewielki wycinek – są doskonałym obrazem ogromnego potencjału repurposingu w medycynie, a zwłaszcza w kontekście medycyny onkologicznej: wykorzystanie istniejących leków do nowych celów zamiast inwestowania miliardów w rozwój zupełnie nowych substancji aktywnych. Jeśli odkrycia te zostaną potwierdzone w dalszych badaniach, może to być przełomowa strategia dla onkologii – prosta, skuteczna i z zupełnie nowym spojrzeniem na piętę achillesową komórek nowotworowych.

1. Doksycyklina – jak z dziecinnego pytania zrodziła się terapia medyczna

Dr Nathan Caldwell, biolog molekularny z Harvard Medical School w USA, poświęca swoje życie poszukiwaniu nowej broni przeciwko rakowi. Pewnego wieczoru w latach dziewięćdziesiątych XX wieku zadaje swojej ośmioletniej córce proste pytanie: „Jak walczyłabyś z rakiem?". Jej spontaniczna odpowiedź brzmi: „Traktowałabym go jak zapalenie migdałków". Niewinny pomysł okazał się błyskiem inspiracji. Co by było, gdyby dobrze znany antybiotyk, taki jak doksycyklina, miał ukrytą supermoc do walki z komórkami nowotworowymi? Caldwell wrócił do swojego laboratorium i rozpoczął badania. I rzeczywiście: doksycyklina okazała się skuteczna również w walce z rakiem.

Pomysł ten jest doskonałym przykładem innowacji: repurposing – nowe zastosowanie leków. Po co zawsze zaczynać od zera, skoro istniejące składniki aktywne mogą znaleźć nowe zastosowanie? Doksycyklina, znana ze swojej zdolności do eliminowania bakterii, może być również skuteczna przeciwko komórkom nowotworowym. Brzmi szalenie? Badania naukowe (Lamb i in. styczeń 2015) sugerują, że tak właśnie jest. Sekret tego działania polega na tym, że doksycyklina atakuje mitochondria – elektrownie komórek. Komórki nowotworowe, które nieustannie pracują, są szczególnie zależne od dostaw energii. Doksycyklina przerywa ten cykl i dlatego może spowolnić lub nawet zatrzymać wzrost guza. Jest jednak jeszcze lepiej: badanie z 2018 roku (Scatena i in.), które przyciągnęło uwagę ekspertów, wykazało, że u pacjentek z rakiem piersi, które otrzymywały 200 mg doksycykliny dziennie przez dwa tygodnie, odnotowano zmniejszenie liczby nowotworowych komórek macierzystych nawet o 70%. To nie przypadek. Doksycyklina blokuje metaloproteinazy (MMP), które są odpowiedzialne za przerzuty, i przerywa fosforylację oksydacyjną – proces, który jest niezbędny do przetrwania nowotworowych komórek macierzystych.

Przesłanie jest jasne: potrzebujemy więcej badań, ale trend jest już rewolucyjny. Doksycyklina jest tania, dostępna i wyjątkowo dobrze tolerowana. Jeśli lek, który przez dziesięciolecia był stosowany przeciwko bakteriom, może również eliminować komórki macierzyste raka, to możemy być na skraju zmiany paradygmatu w terapii onkologicznej. A wszystko zaczęło się od prostego pytania skierowanego do dziecka. Czasami największy postęp przychodzi z najbardziej nieoczekiwanych zakątków – wystarczy słuchać.

2. Metformina i syrosingopina – jak dwa dobrze znane leki stworzyły zabójczy duet przeciwko komórkom nowotworowym

Metformina i syrosingopina mogą zasadniczo zmienić sposób leczenia raka. Ta kombinacja, odkryta przez prof. Dona Benjamina i jego zespół w Uniwersytetu Biozentrum w Bazylei w 2010 roku, wykazuje bezprecedensową zdolność do dosłownego głodzenia komórek nowotworowych, pozostawiając zdrowe komórki w dużej mierze nietknięte. Pomysł jest równie genialny, co prosty: nienasycony głód energii komórek nowotworowych jest wykorzystywany przeciwko nim. Komórki nowotworowe polegają na ekstremalnej formie glikolizy – opisanym powyżej efekcie Warburga – aby pokryć swoje wysokie zapotrzebowanie na energię. W ten sposób wytwarzają ogromne ilości mleczanu, którego muszą się szybko pozbyć, aby uniknąć uduszenia się we własnych kwaśnych odpadach metabolicznych. Właśnie w tym miejscu pojawia się połączenie metforminy i syrosingopiny.

Metformina, pierwotnie lek na cukrzycę, przerywa transport elektronów w mitochondriach, a tym samym blokuje produkcję energii w komórkach. Jednocześnie zmniejsza regenerację NAD^+, cząsteczki niezbędnej do metabolizmu komórkowego. Już ten początkowy atak znacznie osłabia komórki nowotworowe. Ale prawdziwy śmiertelny cios zadaje syrosingopina, prawie zapomniany lek na nadciśnienie. Lek ten został opracowany w latach pięćdziesiątych XX wieku, a następnie wycofany z rynku, ponieważ opracowano skuteczniejsze leki przeciwnadciśnieniowe. Okazało się jednak, że ma on nieoczekiwaną supermoc: blokuje transportery mleczanu MCT1 i MCT4. Oznacza to, że komórki nowotworowe nie mogą już pozbywać się toksycznych odpadów metabolicznych. Bez tego mechanizmu usuwania, dosłownie nadmiernie zakwaszają się od wewnątrz, glikoliza załamuje się, zaopatrzenie w energię ulega zatrzymaniu – a komórki umierają.

Podstawy naukowe tego odkrycia są zdumiewające. Profesor Benjamin i jego zespół początkowo badali, w jaki sposób komórki nowotworowe reagują na stres metaboliczny. Odkryli, że połączenie metforminy z syrosingopiną tworzy rodzaj pułapki metabolicznej: komórki nowotworowe są wysoce zależne od glikolizy i nie mogą przestawić się na inne źródła energii. Pozbawienie ich zarówno produkcji ATP, jak i zdolności do pozbywania się mleczanu sprawia, że są one narażone na śmiertelny stres, którego nie są w stanie przetrwać. Zdrowe komórki mogą wykorzystywać elastyczne mechanizmy metaboliczne w celu adaptacji, natomiast komórki nowotworowe są pod tym względem zadziwiająco nieelastyczne – tę fundamentalną różnicę bezlitośnie wykorzystuje opisana strategia.

Połączenie metforminy i syrosingopiny może być szczególnie ważne w przypadku agresywnych nowotworów, takich jak glejak, rak trzustki, rak piersi i białaczka – nowotworów, które często są trudne do leczenia i mają wysoki wskaźnik śmiertelności. Ogromną zaletą tej metody leczenia jest nie tylko jej skuteczność, ale także fakt, że oba leki są już dopuszczone do obrotu i dobrze zbadane. Oznacza to, że droga do zastosowań klinicznych byłaby znacznie krótsza i tańsza niż opracowanie zupełnie nowych składników aktywnych.

Najważniejszym pytaniem jest teraz, czy to przełomowe odkrycie zostanie faktycznie przełożone na badania kliniczne na dużą skalę, czy też – podobnie jak wiele tanich metod – zniknie z powrotem w szufladzie. Przemysł farmaceutyczny nie jest zainteresowany wprowadzaniem nieopatentowanych, tanich leków do powszechnego użytku, jeśli zamiast tego może zarobić miliardy na nowych, ekskluzywnych terapiach przeciwnowotworowych. Nauki nie da się jednak zatrzymać, a coraz więcej badaczy i lekarzy wzywa do bardziej otwartego podejścia do repurposingu leków, tj. ponownego wykorzystania istniejących leków w nowych wskazaniach. Jedno jest pewne: nauka otworzyła drzwi – od nas zależy, czy przez nie przejdziemy.

3. Kwas walproinowy jako inhibitor nowotworów – jak dobrze znany lek otwiera nowe możliwości

Kwas walproinowy, pierwotnie opracowany jako lek przeciwpadaczkowy i stabilizujący nastrój, zyskał ostatnio większą uwagę w onkologii. Naukowcy na całym świecie badają jego ogromny potencjał jako substancji przeciwnowotworowej, w szczególności dzięki jego zdolności do modulowania ekspresji genów i zwiększania wrażliwości komórek nowotworowych na radioterapię i chemioterapię. Substancja chemiczna, która kiedyś była stosowana w leczeniu zaburzeń neurologicznych, może zatem odgrywać decydującą rolę w terapii nowotworów.

Sekret przeciwnowotworowego działania kwasu walproinowego tkwi w jego funkcji inhibitora deacetylazy histonowej (inhibitora HDAC). Deacetylazy histonowe są enzymami, które regulują proces „pakowania" DNA, a tym samym wpływają na to, które geny są aktywne, a które nieaktywne. Poprzez hamowanie tych enzymów, kwas walproinowy powoduje rozluźnienie chromatyny, która w swojej skondensowanej formie utrudnia ekspresję genów. Dzięki temu możliwa staje się ponowna aktywacja genów hamujących rozwój nowotworu, co pozwala na kontrolowanie proliferacji komórek. Może to prowadzić do spowolnienia agresywnych podziałów komórek nowotworowych, różnicowania się z powrotem w normalne komórki lub coraz częstszego poddawania się zaprogramowanej śmierci komórkowej (apoptozie) (Blaheta i in. 2002).

Szczególnie obiecujące zastosowanie kwas walproinowy znajduje w terapii skojarzonej. Badania sugerują, że kwas walproinowy zwiększa wrażliwość komórek nowotworowych na chemioterapię i radioterapię (Duenas-Gonzalez i in. 2014).

Dzieje się tak między innymi poprzez wpływanie na szlaki sygnalizacyjne, które w przeciwnym razie sprawiają, że komórki nowotworowe są odporne na leczenie. Eksperymenty z modelami raka piersi wykazały, że dodanie kwasu walproinowego hamuje wzrost guza poprzez zakłócenie podziału komórek i aktywację procesów apoptotycznych. Podobne wyniki uzyskano w przypadku agresywnego glejaka – jednej z najbardziej śmiercionośnych form nowotworów mózgu. Pacjenci, którzy otrzymali kombinację kwasu walproinowego i standardowego środka chemioterapeutycznego – temozolomidu, wykazali lepszy wskaźnik przeżywalności w badaniach klinicznych w porównaniu z podawaniem samego temozolomidu (Weller i in. 2011).

Jednak pomimo tych obiecujących wyników, kwas walproinowy nie został jeszcze wprowadzony do standardowej terapii przeciwnowotworowej. Obecnie trwają badania kliniczne mające na celu dalsze potwierdzenie jego skuteczności i bezpieczeństwa. Oprócz silnego działania przeciwnowotworowego, stosowanie kwasu walproinowego wiąże się również z ryzykiem: w dużych dawkach może powodować działania niepożądane, takie jak uszkodzenie wątroby, małopłytkowość lub zaburzenia neurologiczne. Niezbędne jest zatem precyzyjne dawkowanie i indywidualne dostosowanie terapii oraz ścisły nadzór medyczny.

Jeśli kwas walproinowy okaże się skutecznym dodatkiem do istniejących terapii przeciwnowotworowych, może to być opłacalny i bezpieczny sposób na rozszerzenie arsenału terapeutycznego przeciwko różnym rodzajom raka. Szczególnie dla pacjentów z nowotworami, które okazują się oporne na konwencjonalne terapie, substancja ta może stanowić nową nadzieję. Podczas gdy przemysł farmaceutyczny inwestuje miliardy w nowe leki przeciwnowotworowe, substancja znana od dziesięcioleci może stanowić klucz do przełomowej terapii – doskonały przykład ogromnego potencjału repurposingu w medycynie.

4. Cymetydyna – od środka chroniącego żołądek do potencjalnego inhibitora raka

Cymetydyna, sprawdzony lek stosowany w leczeniu wrzodów żołądka i zgagi, może odgrywać zaskakującą rolę w terapii nowotworów. Jako antagonista receptora H_2, została pierwotnie wprowadzona kilkadziesiąt lat temu w celu zmniejszenia produkcji kwasu żołądkowego. Jednak badania (Boueuf i in. 2002) pokazują, że lek ten może zrobić znacznie więcej niż tylko uspokoić żołądek. Naukowcy odkryli, że cymetydyna ma właściwości przeciwnowotworowe – może więc faktycznie zwalczać raka. Jest to fascynujący przykład zmiany przeznaczenia leku – pozornie nietypowy lek z dziedziny gastroenterologii może okazać się cenną bronią przeciwko nowotworom.

Mechanizm działania cymetydyny jest niezwykle wszechstronny. Jednym z kluczowych sposobów działania leku jest immunomodulacja. Nowotwory zwykle wykorzystują mechanizmy, aby oszukać układ odpornościowy i rozmnażać się bez przeszkód. Jednak cymetydyna może hamować działanie limfocytów T regulatorowych, których funkcją jest tłumienie odpowiedzi immunologicznej. To z kolei prowadzi do supresji samego układu odpornościowego. Ponieważ lek hamuje ten proces, może pomóc organizmowi skuteczniej atakować komórki nowotworowe.

Innym imponującym efektem jest hamowanie angiogenezy guza, tj. tworzenia nowych naczyń krwionośnych, których guz potrzebuje do wzrostu i rozprzestrzeniania się. Jeśli guz zostaje odcięty od własnego dopływu krwi, nie może się dalej rozwijać. Cymetydyna może również hamować przerzuty poprzez zmniejszenie ekspresji selektyny E na komórkach śródbłonka. Cząsteczki te umożliwiają komórkom nowotworowym przyłączanie się do ścian naczyń krwionośnych, a tym samym rozprzestrzenianie się do odległych części ciała. Mniej selektyny E oznacza mniej komórek nowotworowych, które mogą się rozprzestrzeniać. Może to zatem zapobiegać przerzutom – komórki nie mogą być już przenoszone, są mniej lepkie.

Badania dostarczają bardzo interesujących danych. Jedno z badań (Adams i in. 1994) dotyczyło wpływu cymetydyny na pacjentów z rakiem jelita grubego, którzy przyjmowali lek przed i po operacji. Wyniki były imponujące: trzyletni wskaźnik przeżycia wzrósł z 41% do niewiarygodnych 84%. Podwojenie szans na przeżycie – dzięki prostemu, niedrogiemu lekowi. Istnieją również przesłanki, że cymetydyna w połączeniu z innymi terapiami może wzmocnić odpowiedź immunologiczną przeciwko nowotworowi w przypadkach czerniaka. Badania na zwierzętach wskazują, że może też ona poprawić skuteczność bioterapii przeciwko rakowi skóry. Jednak pomimo tych wszystkich obiecujących wskazań, cymetydyna pozostaje outsiderem w onkologii. Nie została jeszcze oficjalnie zatwierdzona jako lek przeciwnowotworowy, a główne badania kliniczne wciąż czekają na wyniki. Przemysł farmaceutyczny inwestuje miliardy w nowe leki przeciwnowotworowe, podczas gdy istniejące środki, które są tanie i bezpieczne, często nie otrzymują takiej samej uwagi. Właśnie w tym jednak tkwi szansa: jeśli leki takie jak cymetydyna będą dalej badane, może to oznaczać rewolucję w terapii raka – ze skutecznymi, niedrogimi opcjami leczenia, które mogą znacznie poprawić jakość życia pacjentów.

5. D,L-metadon – jak odkryto działanie przeciwnowotworowe leku przeciwbólowego?

D,L-metadon – lek o długiej historii, który w ostatnich latach coraz częściej staje się narzędziem terapii przeciwnowotworowej. Istnieje tu jednak kluczowa niejasność, która często prowadzi do nieporozumień: D,L-metadon to nie to samo co polamidon, który jest stosowany w terapii substytucyjnej u osób uzależnionych od opiatów. Podczas gdy polamidon składa się wyłącznie z formy L, D,L-metadon jest mieszanym preparatem obu enancjomerów i został pierwotnie opracowany w latach czterdziestych i pięćdziesiątych XX wieku jako środek przeciwbólowy. D,L-metadon jest dobrze tolerowany, ma znacznie lepszy profil bezpieczeństwa i może być produkowany indywidualnie w aptekach – co jest decydującą zaletą, ponieważ nie ma znormalizowanego gotowego produktu.

Gotowe leki zawierają tylko nieprawidłowo skonfigurowany metadon (L-metadon), który jest nieskuteczny jeśli chodzi o właściwości przeciwnowotworowe, a nawet niebezpieczny – może prowadzić do poważnych skutków ubocznych, takich jak zapalenie mięśnia sercowego.

D,L-metadon, dobrze znany środek przeciwbólowy, może być kluczem do zwiększenia wrażliwości komórek nowotworowych na chemioterapię. Dokładnie to odkryła dr Claudia Friesen z Uniwersytetu w Ulm (Güthle i in. 2015). Odkryła ona, że D,L-metadon jako syntetyczny opioid nie tylko łagodzi ból, ale także zwiększa wrażliwość komórek nowotworowych na środki chemioterapeutyczne. W badaniu z udziałem pacjentów cierpiących na glejaki (guzy mózgu), D,L-metadon był podawany jako dodatek do standardowej chemioterapii. Wyniki były imponujące: połączenie to doprowadziło do zwiększenia podatności komórek nowotworowych na leczenie bez znaczącego nasilenia skutków ubocznych. Pacjenci dobrze tolerowali terapię i nie wystąpiły u nich żadne dodatkowe objawy wegetatywne, takie jak tachykardia, pocenie się czy niepokój.

W rezultacie D,L-metadon coraz częściej staje się przedmiotem ogólnych badań nad rakiem. Chociaż jest on z powodzeniem stosowany w medycynie paliatywnej w celu łagodzenia silnego bólu u pacjentów chorych na raka, badania naukowe wskazują obecnie, że ma on również niezależne działanie przeciwnowotworowe. Obecnie trwają intensywne badania nad tym, czy metadon może konkretnie osłabiać komórki nowotworowe i zwiększać ich podatność na chemioterapię.

Kluczowym aspektem globalnych badań medycznych jest zdolność D,L-metadonu do umożliwiania zaprogramowanej śmierci komórki (apoptozy) w komórkach nowotworowych. W badaniach przedklinicznych zaobserwowano, że metadon aktywuje receptory μ-opioidowe (OPRM1) na komórkach nowotworowych, uruchamiając kaskadę sygnalizacji, która może prowadzić do śmierci komórek.

Szczególnie obiecujące są badania laboratoryjne na komórkach białaczki, w których D,L-metadon wykazywał zwiększone działanie toksyczne na komórki nowotworowe w połączeniu z chemioterapeutykami. Odkrycia te wskazują, że D,L-metadon może być użyteczny nie tylko jako środek przeciwbólowy, ale także jako środek uzupełniający w chemioterapii.

Istnieją również dowody na to, że D,L-metadon może zmniejszać chemiooporność komórek nowotworowych poprzez wpływ na komórkowe szlaki sygnałowe. Różne badania wykazały, że D,L-metadon zmniejsza aktywność transporterów ABC – białek odpowiedzialnych za aktywny eksport środków chemioterapeutycznych z komórek nowotworowych. Dzięki temu efektowi D,L-metadon może być w stanie zwiększyć skuteczność istniejących terapii przeciwnowotworowych i zapobiec rozwojowi oporności komórek nowotworowych na leki.

Szczególnie dobrze zbadany został potencjalny wpływ D,L-metadonu na glejaka wielopostaciowego – jedną z najbardziej agresywnych form nowotworów mózgu – w połączeniu z klasycznymi środkami chemioterapeutycznymi takimi jak temozolomid. Eksperymenty laboratoryjne (Güthle i in. 2015) wykazały, że D,L-metadon czyni komórki glejaka bardziej wrażliwymi na chemioterapię, prowadząc do zwiększenia śmierci komórek. Podobny efekt zaobserwowano w przypadku innych typów nowotworów, w tym raka piersi i trzustki. Również w tym wypadku D,L-metadon wydaje się działać niczym „odźwierny", który sprawia, że komórki nowotworowe są bardziej podatne na terapię celowaną.

Nadal jednak nie przeprowadzono badań klinicznych na dużą skalę, które wyraźnie wykazałyby bezpośrednie działanie przeciwnowotworowe D,L-metadonu u ludzi.

Niemniej jednak na całym świecie trwają badania kliniczne, które badają zakres, w jakim D,L-metadon może być stosowany w onkologii. Szczególnie interesujące są badana nad tym, czy D,L-metadon jako dodatek do istniejącej chemioterapii może poprawić szanse pacjentów na długoterminowe przeżycie. Jeśli hipoteza ta zostanie potwierdzona, lek ten może odegrać istotną rolę w spersonalizowanej terapii przeciwnowotworowej – szczególnie w przypadku pacjentów, u których standardowe metody leczenia nie przyniosły jeszcze pożądanego efektu.

Podsumowując, wydaje się, że D,L-metadon może być czymś więcej niż tylko sprawdzonym środkiem przeciwbólowym dla pacjentów chorych na raka. Dane przedkliniczne sugerują, że D,L-metadon może być użytecznym dodatkiem do terapii przeciwnowotworowej, osłabiając komórki nowotworowe i zwiększając skuteczność chemioterapii. Kolejnym kluczowym krokiem jest teraz udowodnienie tych efektów w badaniach klinicznych na dużą skalę. Do tego czasu D,L-metadon pozostaje obiecującą, ale jeszcze nie do końca ocenioną opcją w onkologii.

6. Omeprazol – dobrze znany lek z nową misją

Pierwotnie opracowany w celu leczenia zgagi i wrzodów żołądka, omeprazol może okazać się ukrytym przełomem w terapii raka. Wiele osób nie zdaje sobie sprawy z tego, że komórki nowotworowe uwielbiają kwaśne środowisko. Wykorzystują niską wartość pH, aby przyspieszyć swój wzrost, ukryć się przed układem odpornościowym i uodpornić się na chemioterapię. W tym miejscu do gry wkracza omeprazol. Jako inhibitor pompy protonowej, zmniejsza produkcję kwasu – nie tylko w żołądku, ale potencjalnie także w mikrośrodowisku guza.

Kluczem są tu tak zwane pompy V-ATPazy, których komórki nowotworowe używają do regulowania swojej wewnętrznej wartości pH. Blokując je, omeprazol zmusza komórki nowotworowe do trwania w toksycznym środowisku. W rezultacie komórki nowotworowe stają się bardziej wrażliwe na chemioterapię i radioterapię, które w przeciwnym razie często zawodzą z powodu kwasooporności guza. To jednak dopiero początek. Badania pokazują, że omeprazol aktywuje układ odpornościowy, czyniąc guzy bardziej widocznymi dla komórek zabójców. Może to zatem otworzyć zupełnie nowy wymiar w terapii nowotworów – odejście od idei jedynie mechanicznego niszczenia guzów w kierunku inteligentnej kontroli ich wzrostu.

Szczególnie obiecujące jest połączenie tego leku z innymi terapiami przeciwnowotworowymi. Omeprazol wydaje się znacząco zwiększać skuteczność leków stosowanych w chemioterapii, takich jak doksorubicyna czy cisplatyna, poprzez ułatwianie transportu substancji czynnych do komórek nowotworowych. Jednocześnie osłabia mechanizmy obronne guza i czyni go bardziej podatnym na działanie immunoterapii. Badania kliniczne (Ishiguro i in. 2011) wykazały imponujące efekty w przypadkach raka piersi, raka trzustki, a nawet szczególnie opornych guzów mózgu.

Pomysł wykorzystania prostego leku żołądkowego do walki z rakiem może być rewolucyjny – nie tylko ze względu na jego potencjalne działanie, ale także dlatego, że jest niedrogi, bezpieczny i dostępny na całym świecie. Omeprazol jest doskonałym przykładem na to, jak sprytni naukowcy ponownie analizują istniejące leki i wykorzystują je w zupełnie nieoczekiwany sposób. Podczas gdy badania nad rakiem nadal inwestują miliardy w nowe terapie, odpowiedź może już znajdować się w naszych apteczkach. Nadszedł czas, aby przełamać konwencjonalne myślenie i kształtować medycynę jutra za pomocą odważnych, innowacyjnych strategii.

7. Aspiryna – codzienny lek o niezwykłym działaniu przeciwnowotworowym

Aspiryna to w rzeczywistości niepozorny lek, który od dziesięcioleci znajduje się w milionach gospodarstw domowych – lek, który nie tylko chroni przed bólami głowy i zawałami serca, ale może być również potężnym sprzymierzeńcem w walce z rakiem. Długo lekceważony był jako zwykły środek przeciwbólowy, jednak staje się coraz bardziej oczywiste, że ten klasyczny lek może zrobić znacznie więcej niż tylko hamować stan zapalny. Badania sugerują, że aspiryna w niskich dawkach może znacząco wpływać na rozrost raka, szczególnie poprzez wpływ na procesy zapalne, ukrwienie, a nawet przerzuty.

Mechanizm tego działania jest fascynujący. Aspiryna blokuje enzymy COX-1 i COX-2, co z kolei zmniejsza produkcję prozapalnych prostaglandyn. Odgrywają one kluczową rolę we wzroście guza, ponieważ stymulują procesy zapalne, które temu wzrostowi sprzyjają. Przerywając ten cykl zapalny, aspiryna pozbawia guz jednego z jego najważniejszych czynników wzrostu. Ale to nie wszystko. Aspiryna hamuje również tworzenie się nowych naczyń krwionośnych, których guz pilnie potrzebuje do wzrostu i rozprzestrzeniania się. Bez odpowiedniego dopływu krwi, guz dosłownie zaczyna głodować.

Jeszcze bardziej imponujący jest wpływ aspiryny na przerzuty. Jednym z największych wyzwań w leczeniu raka nie jest guz pierwotny, ale zdolność komórek nowotworowych do rozprzestrzeniania się po całym organizmie. Badania pokazują, że aspiryna zmniejsza przyczepność komórek nowotworowych do naczyń krwionośnych, a tym samym ogranicza ich zdolność do tworzenia nowych kolonii w innych narządach. Jest to równoznaczne z mniejszą liczbą przerzutów i większymi szansami na przeżycie.

Badania kliniczne potwierdzają ten efekt (Patrignani i in. 2016). Osoby regularnie przyjmujące niskie dawki aspiryny mają niższe ryzyko zachorowania na raka jelita grubego, piersi, prostaty lub przełyku. W szeroko zakrojonym badaniu stwierdzono, że pacjenci z rakiem jelita grubego, którzy kontynuowali przyjmowanie aspiryny po postawieniu diagnozy, mieli znacznie wyższy wskaźnik przeżywalności w porównaniu z grupą kontrolną. Efekt wydaje się zależny od dawki, ale nawet niewielkie ilości – około 75 do 100 mg dziennie – mogą przynieść wymierny efekt.

Pomimo tych wszystkich odkryć, aspiryna nadal nie jest konsekwentnie stosowana w onkologii. Dlaczego? Ponieważ jest zbyt prosta, zbyt tania i nie można jej opatentować. Ale właśnie to sprawia, że jest to jedno z najbardziej ekscytujących podejść we współczesnych badaniach nad rakiem. Jest to doskonały przykład na to, że często nie potrzebujemy drogich innowacji, ale po prostu musimy inteligentniej wykorzystywać istniejące środki. Przyszłość terapii przeciwnowotworowej leży nie tylko w wysoce złożonych technologiach, ale także w sprytnym odkrywaniu na nowo tego, co już mamy. Aspiryna może odegrać w tym decydującą rolę.

8. Talidomid – od katastrofy medycznej do nadziei w terapii raka

Talidomid to jeden z najbardziej kontrowersyjnych leków w historii medycyny – znany z katastrofy, jaką spowodował w latach pięćdziesiątych i sześćdziesiątych XX wieku, kiedy był sprzedawany jako środek uspokajający i lek na poranne mdłości dla kobiet w ciąży. Efektem jego stosowania była tzw. katastrofa Conterganu, która doprowadziła do tysięcy przypadków ciężkich wad wrodzonych u noworodków. Dziś jednak jesteśmy świadkami fascynującego naukowego odrodzenia tego aktywnego składnika. Okazuje się, że talidomid może odegrać zupełnie nową rolę w medycynie przeciwnowotworowej – celując w komórki nowotworowe i ich sieć życiową.

Talidomid ma niezwykłą zdolność – może masowo hamować angiogenezę, czyli tworzenie nowych naczyń krwionośnych. Nowotwory to nie tylko skupiska komórek namnażających się w organizmie; są one jak gatunki inwazyjne, które budują własną infrastrukturę do pobierania składników odżywczych i tlenu z krwiobiegu. Bez tego zaopatrzenia guz dosłownie umiera z głodu. I tu właśnie wkracza talidomid. Blokuje on czynniki wzrostu, takie jak VEGF (czynnik wzrostu śródbłonka naczyniowego), które komórki nowotworowe wykorzystują do tworzenia nowych naczyń krwionośnych. Oznacza to mniej pożywienia dla guza, mniej przerzutów i ostatecznie osłabienie komórek nowotworowych, które są mniej zdolne do obrony.

To jednak nie wszystko. Talidomid ma również bezpośredni wpływ na układ odpornościowy – na dwa kluczowe sposoby. Z jednej strony hamuje cytokiny prozapalne, takie jak TNF-α, które mogą wspierać wzrost guza. Z drugiej strony zwiększa aktywność niektórych komórek odpornościowych, w szczególności komórek naturalnych zabójców i limfocytów T, które są w stanie eliminować celowo komórki nowotworowe. Jest to podwójny atak: nie tylko odcina się dopływ pożywienia do guzów, ale także czyni się je bardziej widocznymi i podatnymi na działanie układu odpornościowego.

Szczególnie imponujący jest wpływ talidomidu na szpiczaka mnogiego, agresywną formę raka krwi. W tym przypadku talidomid udowodnił już, że może spowolnić postęp choroby i znacznie wydłużyć czas przeżycia pacjentów (Goldschmidt i in. 2004). Naukowcy zgadzają się jednak, że to tylko wierzchołek góry lodowej. Badania kliniczne pokazują, że talidomid jest również skuteczny w przypadku innych guzów litych – w tym raka płuc, raka nerki i raka prostaty. Wpływa na centralne szlaki sygnałowe, które kontrolują wzrost i podział komórek nowotworowych, oraz zmienia mikrośrodowisko guza, dzięki czemu rak staje się mniej agresywny (Thomas i in. 2000).

Jest jeszcze jeden interesujący element: talidomid jest epigenetycznym hakerem. Lek ten w szczególności wpływa na ekspresję niektórych genów, dzięki czemu może zapobiegać niekontrolowanemu namnażaniu się komórek nowotworowych. Podczas gdy konwencjonalne chemioterapie często atakują wszystkie komórki w organizmie dzielące się w niekontrolowany sposób, talidomid jest znacznie bardziej precyzyjny – lek uderza w guzy dokładnie tam, gdzie są one najbardziej wrażliwe.

Co to wszystko oznacza dla przyszłości onkologii? Być może jesteśmy w punkcie, w którym talidomid i jego pochodne – w tym lenalidomid i pomalidomid – mogą stać się nowym standardem w połączeniu z innymi terapiami przeciwnowotworowymi.

Talidomid nie jest już lekiem, który niegdyś spowodował jedną z największych katastrof medycznych. Tragedia z lat pięćdziesiątych i sześćdziesiątych była wynikiem nieodpowiednich testów i braku regulacji – błędu, z którego branża medyczna wyciągnęła wnioski. Obecnie talidomid jest stosowany w najsurowszych warunkach, z jasnymi wytycznymi dotyczącymi dawkowania i kompletnymi protokołami bezpieczeństwa. Społeczność naukowa dokładnie rozumie, jak działa ten lek, jakie ryzyko niesie ze sobą i jak można go bezpiecznie stosować. Jest on przepisywany wyłącznie pod ścisłym nadzorem lekarza i nie jest w ogóle dostępny dla kobiet w ciąży, a dla kobiet w wieku rozrodczym tylko pod warunkiem zachowania szczególnych środków ostrożności. Jego działanie farmakologiczne jest niezaprzeczalne.

Talidomid jest doskonałym przykładem tego, że nauka nie musi godzić się z błędami – może się na nich uczyć. To, co kiedyś stało się skandalem, teraz może okazać się jednym z największych łutów szczęścia w terapii raka. Mamy lek o ogromnym potencjale, który jednocześnie głodzi guzy, wzmacnia układ odpornościowy i opanowuje chaos genetyczny komórek nowotworowych. A co najlepsze, jest już dostępny i może uratować życie wielu ludzi – jeśli będziemy gotowi przemyśleć medycynę na nowo.

9. Propranolol – wiekowy lek stawia czoła rakowi

Propranolol, niegdyś opracowany jako prosty lek beta-blokerowy do leczenia wysokiego ciśnienia krwi i arytmii serca, okazał się obecnie jednym z najbardziej fascynujących odkryć w onkologii. Co się dzieje, gdy lek, który pierwotnie miał uspokajać serce, nagle przyjmuje zupełnie nową rolę – potencjalnej broni przeciwko rakowi? Dokładnie tak dzieje się w przypadku propranololu. Okazuje się, że komórki nowotworowe – zwłaszcza agresywne guzy – są niezwykle wrażliwe na hormony stresu, takie jak adrenalina i noradrenalina. Hormony te napędzają wzrost, przerzuty i oporność na terapie. Propranolol blokuje beta-adrenoceptory na komórkach nowotworowych, a tym samym zapobiega dalszemu napędzaniu guzów przez te sygnały. W rezultacie komórki nowotworowe tracą swoją przewagę w zakresie możliwości przetrwania, stają się mniej inwazyjne i bardziej podatne na konwencjonalne terapie.

Działanie propranololu idzie jednak jeszcze dalej. Hamuje on angioneogenezę, czyli tworzenie nowych naczyń krwionośnych, których nowotwory pilnie potrzebują do wzrostu (Pasquier i in. 2011). Bez stałego dopływu tlenu i składników odżywczych wiele agresywnych rodzajów raka nie może się dalej rozprzestrzeniać. Badania pokazują, że propranolol hamuje ekspresję VEGF (czynnika wzrostu śródbłonka naczyniowego), jednego z głównych czynników ukrwienia guza.

Już samo to może znacząco spowolnić wzrost wielu rodzajów nowotworów. Ale jest jeszcze jedna przełomowa właściwość: propranolol wpływa również na układ odpornościowy. Zmniejsza przewlekłe reakcje zapalne, które często tworzą idealne środowisko dla raka, i moduluje aktywność niektórych komórek odpornościowych, dzięki czemu mogą one skuteczniej działać przeciwko komórkom nowotworowym (Wang i in. 2018).

Stosowanie propranololu jest szczególnie obiecujące w przypadku agresywnych nowotworów, takich jak naczyniakomięsak, potrójnie ujemny rak piersi i czerniak (Pantziarka i in. 2018). W połączeniu z innymi terapiami przeciwnowotworowymi, propranolol wykazuje działanie wzmacniające, zwiększając wrażliwość komórek nowotworowych na radioterapię lub chemioterapię. To z kolei może oznaczać, że niższe dawki konwencjonalnych leków przeciwnowotworowych, takich jak chemioterapia, terapia przeciwciałami i radioterapia, są wystarczające do osiągnięcia takiego samego lub nawet lepszego efektu – przy mniejszej liczbie skutków ubocznych dla pacjentów.

Propranolol kosztuje zaledwie kilka centów za tabletkę i jest dostępny na całym świecie. A jednak nie znajduje się w centrum zainteresowania medycznego mainstreamu. Dlaczego? Ponieważ leczenie raka nadal koncentruje się na drogich, opatentowanych lekach. Ale sytuacja się zmienia. Coraz więcej badań sprawia, że lekarze zdają sobie sprawę, że leki takie jak propranolol mogą odgrywać kluczową rolę w walce z rakiem – nie jako zamiennik istniejących terapii, ale raczej jako ich potężne uzupełnienie.

VI. Protokół dra med. Putticha

Protokół dra med. Putticha opiera się na jednej kluczowej zasadzie: synergii. Nie ma tu odizolowanych samotnych wojowników – każda terapia jest strategicznie łączona z innymi, aby zmaksymalizować efekt. Iwermektyna, mebendazol i inne leki nie są tylko pojedynczymi składnikami aktywnymi, ale komponentami dobrze przemyślanego systemu, który aktywuje różne mechanizmy w organizmie.

W tym kontekście nie istnieją czyste opisy przypadków, które dotyczą tylko jednej substancji – i to jest właśnie klucz do sukcesu. Rak nie jest statycznym celem, ale bardzo złożonym przeciwnikiem, który jednocześnie ma kilka słabych punktów. Pojedynczy środek często nie wystarcza, aby pokonać go w dłuższej perspektywie. Jednak umiejętne połączenie kilku substancji pozwala wzmocnić atak na nowotwór z różnych kierunków.

Wyniki mówią same za siebie. Pacjenci nie tylko doświadczają stabilizacji, ale często drastycznej poprawy – znacznie wykraczającej poza to, co medycyna konwencjonalna uważa za możliwe. Wielokrotnie widzimy przypadki, w których guzy kurczą się, przerzuty znikają, a pacjenci odzyskują jakość życia, która wcześniej była nieosiągalna.

Protokół dra med. Putticha jest przeznaczony szczególnie dla pacjentów, którzy stosują podwójne podejście, co oznacza, że niekonwencjonalne metody leczenia nie zastępują medycyny konwencjonalnej – są środkiem wspomagającym. Nie chodzi o uniknięcie chemioterapii lub radioterapii, ale o radykalne zwiększenie ich skuteczności poprzez szczególne osłabienie komórek nowotworowych zanim otrzymają śmiertelny cios. Konwencjonalna onkologia opiera się na strategii bezpośredniego niszczenia – co jednak, jeśli komórki nowotworowe zostały uszkodzone zanim wystawiono je na ten atak? Właśnie tutaj wkracza protokół.

Połączenie iwermektyny, mebendazolu i innych środków uzupełniających systematycznie destabilizuje komórki nowotworowe. Ich źródła energii są sabotowane, ich mechanizmy ochronne osłabione, a ich odporność zmniejszona. Nie są już w pełni sił, a poważnie uszkodzone, gdy do gry wkracza medycyna konwencjonalna. Oznacza to, że mniejsza dawka chemioterapii może być wystarczająca do osiągnięcia większego efektu. Radioterapia jest stosowana wobec przeciwnika, który został już powalony na kolana – a nie takiego, który nadal ma wszystkie zasoby do regeneracji.

Właśnie w tym tkwi prawdziwa siła tego podejścia: konwencjonalne terapie medyczne stają się bardziej skuteczne, skutki uboczne dla pacjenta – potencjalnie niższe, a szanse na wyzdrowienie rosną. Nauka od dawna jest świadoma tej zasady – wstępnie uszkodzone komórki nowotworowe umierają łatwiej. Ale podczas gdy standardowa medycyna często ślepo wierzy, że pierwsza fala chemioterapii pokona guza, protokół dra med. Putticha sprawia, że rak znajduje się w stanie rozpadu jeszcze zanim rozpocznie się główna terapia.

Rezultat? Mniej nawrotów. Więcej remisji. Pacjenci, których uznano za niekwalifikujących się do leczenia, doświadczają nieoczekiwanej poprawy. Nie jest to przypadek, ale ukierunkowana strategia, która postrzega medycynę konwencjonalną i alternatywne metody terapeutyczne nie jako przeciwników, ale jako potężnych sojuszników, gdy są one prawidłowo połączone.

1. Związek między mitochondriami a nowotworowymi komórkami macierzystymi – tajny mechanizm wzrostu guza!

Wszystkie leki stosowane w protokole dra med. Putticha opierają się na połączeniu mitochondriów z nowotworowymi komórkami macierzystymi. Celem każdego środka terapeutycznego jest zniszczenie nowotworowych komórek macierzystych – jako warunek wstępny procesu leczenia, który może doprowadzić do całkowitej remisji. Każdą terapia przeciwnowotworowa walczy z przeciwnikiem, który jest nie tylko niezwykle odporny, ale także zdolny do ciągłej regeneracji za pomocą nowotworowych komórek macierzystych. Są one ukrytym mózgiem raka, prawdziwym powodem, dla którego guzy rosną, dlaczego powracają po pozornie skutecznym leczeniu i dlaczego są tak niezwykle trudne do wyeliminowania. Podczas gdy normalne komórki nowotworowe są często niszczone przez chemioterapię i radioterapię, nowotworowe komórki macierzyste przeżywają atak, przechodzą w rodzaj trybu uśpienia i tylko czekają, aby ponownie się aktywować. Wówczas nowotwór powraca – jeszcze bardziej agresywny, jeszcze bardziej oporny.

Nowotworowe komórki macierzyste to nie tylko „normalne" komórki nowotworowe, ale rodzaj elitarnych sił o specjalnych zdolnościach. Mogą dzielić się nieskończoną liczbę razy, są niezwykle elastyczne i zaopatrzone w wyrafinowane mechanizmy ukrywania się przed układem odpornościowym. Komórki te są powodem, dla którego niektóre terapie przeciwnowotworowe wydają się skuteczne w krótkim okresie, ale zawodzą w dłuższej perspektywie. Dopóki nowotworowe komórki macierzyste nie zostaną zwalczone, choroba jest jak chwast o niezniszczalnych korzeniach – liście można odciąć, ale roślina zawsze odrasta.

Gdzie leży problem? Większość konwencjonalnych terapii przeciwnowotworowych koncentruje się na szybko rosnących komórkach guza, jednak komórki macierzyste raka rosną wolniej i często pozostają niezauważone. Są uparte, odporne na leki i wykorzystują mechanizmy ochronne, takie jak zwiększona naprawa DNA, aby uniknąć ataku.

Jest to jednak klucz do skutecznego leczenia: gdybyśmy celowali konkretnie w komórki macierzyste raka, moglibyśmy nie tylko zatrzymać wzrost guza, ale także zapobiec niebezpiecznym przerzutom.

Aby to zilustrować, posłużmy się następującym obrazem: rak byłby dobrze zorganizowaną armią, ale prawdziwymi dowódcami nie byłyby normalne komórki nowotworowe, ale niewidoczni stratedzy w tle – nowotworowe komórki macierzyste. A teraz załóżmy, że ci stratedzy mają jedną piętę achillesową – ich mitochondria, elektrownie komórek. Jest to jedno z najbardziej rewolucyjnych odkryć w badaniach nad rakiem – nowotworowe komórki macierzyste są niezwykle zależne od swoich mitochondriów, potrzebują ich, by przetrwać, rosnąć i dzielić się bez końca.

Normalne komórki nowotworowe mogą często polegać na nieefektywnej, ale szybkiej glikolizie, tzw. efekcie Warburga. Ale nowotworowe komórki macierzyste potrzebują pełnej mocy – polegają na swoich mitochondriach, ponieważ dzięki temu są bardziej elastyczne i odporne na leczenie. Mogą się regenerować, przechodzić w rodzaj hibernacji i powracać w dowolnym momencie, nawet jeśli główny guz został już dawno zniszczony. Dlatego to właśnie mitochondria są ostatecznym celem.

Nasze koncepcje terapeutyczne koncentrują się na wykorzystaniu właśnie tego słabego punktu. Substancje czynne, takie jak witamina B17, iwermektyna, mebendazol i LDN (naltrekson w niskiej dawce) atakują mitochondria nowotworowych komórek macierzystych i pozbawiają je paliwa. Bez funkcjonujących mitochondriów komórki macierzyste rozpadają się – a bez nich guz nie może się już regenerować. To jak nie tylko rozbrojenie wroga, ale także odcięcie całej jego linii zaopatrzenia.

Przyszłość medycyny przeciwnowotworowej leży nie tylko w zwalczaniu komórek nowotworowych, ale w niszczeniu ich fundamentów. Prawdziwym wrogiem są komórki macierzyste raka i ich mitochondria – a jeśli uda nam się je wyeliminować, będziemy mogli nie tylko leczyć raka, ale potencjalnie trwale go pokonać. Nadszedł czas, aby zmienić zasady gry!

To nowe podejście może być kluczem do pokonania raka w dłuższej perspektywie bez nadmiernego obciążania organizmu toksycznymi skutkami ubocznymi. Jest to strategia, która nie walczy z rakiem według podejścia „zniszczmy wszystko", ale opiera się na wysoce precyzyjnym, inteligentnym ataku na podstawowe słabe punkty komórek nowotworowych. Koncepcja, która nie opiera się tylko na teorii, ale już przynosi obiecujące rezultaty. Przyszłość terapii przeciwnowotworowej zaczyna się właśnie teraz.

Sercem protokołu są wysokie dawki witaminy B17. Zwiększa ona stres oksydacyjny w komórkach nowotworowych, zmuszając je do zaprogramowanej śmierci komórkowej (apoptozy). Badania (Makarević i in. 2016) pokazują, że witamina B17 nie tylko spowalnia wzrost guza, ale także zapobiega przerzutom - szczególnie skutecznie, gdy jest podawana dożylnie w celu osiągnięcia maksymalnych stężeń.

Witamina B17 (amigdalina) - selektywna kontrola nowotworów pochodząca z natury

Naturalna cząsteczka znajdująca się w gorzkich pestkach moreli odgrywa w mojej praktyce kluczową rolę w walce z rakiem. Witamina B17, znana również jako amigdalina, jest stosowana od czasów starożytnych.

Temat ten od dziesięcioleci jest przedmiotem gorącej debaty w medycynie - mówi się o rewolucyjnej terapii przeciwnowotworowej i ogromnym niewykorzystanym potencjale. Ale co tak naprawdę się za tym kryje?

Pod względem farmakologicznym amigdalina składa się z dwóch cząsteczek cukru, benzaldehydu i cyjanku – połączenia, które pozostaje nieszkodliwe w normalnych komórkach ciała, ale uwalnia śmiertelną toksynę w komórkach nowotworowych. Sztuczka opiera się na enzymie zwanym beta-glukozydazą, który prawie nie występuje w zdrowych komórkach, ale jest bardzo aktywny w komórkach nowotworowych. Enzym ten rozkłada amigdalinę i selektywnie uwalnia tiocyjanian – związek kwasu cyjanowodorowego – bezpośrednio tam, gdzie jest on potrzebny do niszczenia komórek nowotworowych, podczas gdy zdrowe komórki pozostają nienaruszone. Mechanizm samozniszczenia w środku guza? Brzmi jak science fiction, ale to czysta biochemia.

To jednak nie wszystko. Amigdalina nie tylko ma toksyczny wpływ na komórki nowotworowe, ale także wydaje się zmniejszać stan zapalny, modulować układ odpornościowy i optymalizować produkcję energii w zdrowych komórkach (Baraket i in. 2022).

W praktyce witamina B17 jest podawana dożylnie w wysoce skoncentrowanej formie w celu osiągnięcia natychmiastowego efektu, a następnie stosuje się długoterminową terapię podtrzymującą w postaci proszku lub kapsułek. W połączeniu z innymi terapiami metabolicznymi, takimi jak witamina C w dużych dawkach, może ona otworzyć nowy wymiar w uzupełniającej terapii przeciwnowotworowej. Debata na temat witaminy B17 jest doskonałym przykładem tego, jak nauka, dogmaty i rzeczywiste doświadczenia pacjentów ścierają się ze sobą. Krytycy twierdzą, że podczas procesu rozkładu witaminy B17 mogą powstawać niebezpieczne ilości cyjanowodoru. Problem polega jednak na tym, że nie ma naukowo udowodnionego przypadku zatrucia cyjanowodorem przy prawidłowym stosowaniu i wysokiej jakości preparacie. Twierdzenie to opiera się na teoretycznych założeniach, które po prostu nie zostały potwierdzone w praktyce. Klucz tkwi w jakości i sposobie produkcji witaminy B17.

Być może nadszedł czas, aby przestać traktować witaminę B17 jako medyczny dodatek i zacząć rozważać ją jako poważną opcję terapeutyczną. Debata naukowa będzie kontynuowana i jeszcze się nie zakończyła. Ale jedno jest już jasne – ci, którzy polegają wyłącznie na starych dogmatach i ignorują nowe odkrycia, mogą przegapić przełomową szansę w walce z rakiem. Zamiast odruchowo demonizować witaminę B17, powinniśmy badać ją z taką samą ciekawością, jaka przyniosła nam już postęp w tak wielu innych dziedzinach medycyny.

Witamina D3 to kolejny superbohater w zespole. Wzmacnia mitochondria i ogranicza wzrost komórek nowotworowych, jednocześnie hamując powstawanie przerzutów.

Innym składnikiem tej terapii jest leczenie witaminą C. Witamina C jest wzmacniaczem wysokiego napięcia dla mitochondriów –

i ostatecznym sabotażystą raka. W dużych dawkach zmusza komórki nowotworowe do przejścia w tryb stresu oksydacyjnego, podczas gdy zdrowe komórki pozostają nienaruszone. Komórki nowotworowe, które polegają na chaotycznej glikolizie zamiast na wydajnych mitochondriach, zostają bezlitośnie pokonane przez witaminę C. Niszczy ona ich źródło energii poprzez destabilizację mitochondrialnego łańcucha oddechowego i jednoczesne generowanie wolnych rodników, które rozsadzają je od środka. Rezultatem jest apoptoza, czyli zaprogramowane samobójstwo komórek nowotworowych.

Jest też jeszcze orotan cynku – niedoceniany minerał o ogromnym wpływie na organizm. Cynk chroni mitochondria przed uszkodzeniem i pozbawia nowotworowe komórki macierzyste podstawy ich odporności. Wzmacnia nawet efekty chemioterapii.

To jednak dopiero początek. Leki takie jak iwermektyna i mebendazol okazały się bardzo skuteczne w zwalczaniu komórek nowotworowych. Iwermektyna sabotuje dostawy energii do komórek nowotworowych i wywołuje apoptozę. Mebendazol destabilizuje cytoszkielet komórek nowotworowych i blokuje ich wzrost. Leki te są asami w rękawie protokołu.

Istotną rolę odgrywa również strategia żywieniowa. Dieta w dużej mierze wegańska, z dużą ilością surowych warzyw – bogata w enzymy, o niskiej zawartości węglowodanów krótkołańcuchowych – zatrzymuje metabolizm komórek nowotworowych, ponieważ są one zależne od szybko dostępnych węglowodanów. Jednocześnie post wzmacnia mitochondria i osłabia komórki nowotworowe. Uzupełnieniem jest umiarkowana aktywność fizyczna, która przyspiesza regenerację zdrowych komórek i poprawia „sprawność" mitochondriów.

Efekt postu – jak głodówka osłabia komórki nowotworowe i wzmacnia chemioterapię

Chemioterapia ma się odbyć w ciągu najbliższych 24 godzin, a ciało musi być jak najlepiej przygotowane i jak najlepiej zareagować na tę terapię, aby wynik był optymalny. Ale tym razem użyliśmy broni, która jest tak stara jak samo życie: postu.

Bez drogich leków, bez skomplikowanej technologii – po prostu twoje własne ciało przełącza swój metabolizm na tryb przetrwania i i wytrąca raka z równowagi. Brzmi to jak science fiction, ale to czysta biologia. Post – zwłaszcza przerywany – okazał się potężnym wzmacniaczem chemioterapii. Dlaczego? Ponieważ wabi komórki rakowe w pułapkę, podczas gdy zdrowe komórki pozostają chronione.

Haczyk tkwi w tym, że zdrowe komórki mają genialny system adaptacji. Podczas postu przełączają się w tryb samoobrony i wyłączają metabolizm, aby oszczędzać energię. Komórki nowotworowe natomiast są prawdziwymi pożeraczami energii. Są zależne od stałego do-

pływu glukozy i nie mogą łatwo przystosować się do okresów głodu. Co więc dzieje się, gdy pozostają bez pożywienia? Podczas gdy normalne komórki przełączają się w tryb przetrwania, komórki nowotworowe pozostają podatne i stają się bardziej wrażliwe na chemioterapię lub radioterapię. Nie mają planu B.

Badania pokazują, że post wprowadza organizm w stan, który wzmacnia działanie chemioterapii, sprawiając, że komórki nowotworowe stają się głodne i osłabione (de Groot i in. 2015). Jednocześnie aktywowana jest autofagia – naturalny proces oczyszczania komórek, który usuwa ich uszkodzone składniki, a tym samym sprawia, że zdrowe komórki są bardziej odporne. Oznacza to mniej skutków ubocznych i więcej efektów. Dodatkową korzyścią jest również wzmocnienie układu odpornościowego, który podejmuje jeszcze bardziej ukierunkowane działania przeciwko komórkom nowotworowym (Safdie i in. 2009).

Krótko mówiąc, post nie jest biernym wyrzeczeniem, ale ukierunkowaną, ewolucyjną strategią przetrwania, która w końcu otrzymuje uwagę, na jaką zasługuje w terapii raka. Najwyższy czas przemyśleć błędne przekonanie, że pacjenci powinni „dużo jeść" podczas chemioterapii. Być może dokładnie odwrotne podejście jest kluczem do zadania śmiertelnego ciosu komórkom nowotworowym.

Oto moje konkretne zalecenie: jeśli stan fizyczny na to pozwala, pomiń wszystkie posiłki na dzień przed chemioterapią, ale upewnij się, że przyjmujesz wystarczającą ilość płynów. Płyny te powinny być czyste i niesłodzone, w postaci aromatycznej herbaty ziołowej lub niegazowanej wody. Jeśli post nie wchodzi w grę, tego dnia wybieraj tylko pokarmy, które nie zawierają prawie żadnych węglowodanów. Są to na przykład produkty mleczne lub produkty pochodzenia zwierzęcego, które można spożywać tego dnia w drodze wyjątku. Niemniej jednak postaraj się, aby Twoja dieta zawierała mniej kalorii niż zwykle.

Prawdziwy przełom tego podejścia polega na jego chirurgicznej precyzji: bierze na cel komórki macierzyste raka – prawdziwe mózgi stojące za wzrostem guza, przerzutami i nawrotami – jednocześnie koncentrując się na naprawie mitochondriów, centrów energetycznych zdrowych komórek. Podczas gdy konwencjonalne terapie często uderzają w całe ciało metaforycznym młotem, protokół dra med. Putticha działa jak precyzyjny laser, osłabiając komórki rakowe i wzmacniając zdrowe komórki. Jest to inteligentny, ukierunkowany atak, który zasadniczo zmienia zasady gry w terapii raka.

Protokół dra med. Putticha koncentruje się wokół mitochondriów, „elektrowni" naszych komórek. Teoria głosi, że nieprawidłowe funkcjonowanie mitochondriów komórek macierzystych może wywołać raka, przekształcając te komórki w złośliwe nowotworowe komórki macierzyste.

Podczas gdy konwencjonalne terapie przeciwnowotworowe, takie jak chemioterapia i radioterapia, często celują w DNA komórek nowotworowych, pomijają nieraz komórki macierzyste raka. Te oporne komórki są jednak siłą napędową nawrotów i rozprzestrzeniania się raka w organizmie. Standardowe terapie często dodatkowo pogarszają już upośledzoną funkcję mitochondriów w komórkach nowotworowych, uszkadzając fosforylację oksydacyjną – kluczowy proces produkcji energii.

Protokół dra med. Putticha atakuje miejsca, w których komórki nowotworowe czerpią energię z glukozy i glutaminy. Te źródła energii są nieustannie wykorzystywane przez dysfunkcyjne mitochondria, podczas gdy kluczowe mechanizmy obronne organizmu, takie jak geny supresorowe nowotworów, zostają unieruchomione.

Ponadto te dysfunkcyjne mitochondria tworzą niekorzystne mikrośrodowisko: kwaśne, ubogie w tlen i pełne ciepła. Wszystko to sprzyja wzrostowi guza i powstawaniu przerzutów. Istnieje teoria naukowa sugerująca, że przerzuty mogą powstawać w wyniku połączenia między komórkami macierzystymi raka a komórkami odpornościowymi, takimi jak makrofagi – intrygujący nowy punkt widzenia, który wymaga większej uwagi ze strony świata nauki.

W oparciu o te spostrzeżenia opracowano protokół dra med. Putticha, który jest ukierunkowany na zwalczanie raka na poziomie komórkowym. Celem jest normalizacja produkcji energii zaburzonej przez komórki nowotworowe, przełamanie ich zależności od glukozy i glutaminy, a jednocześnie zwalczanie nowotworowych komórek macierzystych i przerzutów. Protokół ten łączy informacje czerpane z badań komórkowych, badań na zwierzętach i udokumentowanych sukcesów u ludzi. Może on zmienić zasady walki z rakiem, atakując go u podstaw.

Podsumowując, protokół dra med. Putticha opiera się na założeniu, że dysfunkcja mitochondriów jest kluczem do rozwoju i agresywności raka. Im poważniejsza jest ta dysfunkcja, tym groźniejszy staje się nowotwór. Uniwersalne zastosowanie tych procesów do wszystkich rodzajów raka sprawia, że protokół dra med. Putticha stanowi podstawę przyszłych badań i rozwoju terapii.

Pozostaje jeszcze tajemnica witaminy B17 (amigdaliny). Związek między tą substancją a komórkami macierzystymi raka nie jest jeszcze w pełni zrozumiały, ale sama hipoteza jest niezwykle interesująca. Biorąc pod uwagę kluczową rolę komórek macierzystych raka w przerzutach i niepowodzeniach leczenia, badania nad amigdaliną mogą być kolejnym krokiem w kierunku innowacyjnych metod leczenia.

Zagłębmy się teraz w poszczególne moduły terapeutyczne protokołu dra med. Putticha.

2. Witamina B17 – precyzyjna broń przeciwko komórkom nowotworowym?

Witamina B17 to nie tylko kolejna substancja do walki z rakiem – to precyzyjny biochemiczny skalpel, który atakuje nowotwór dokładnie tam, gdzie jest on najbardziej wrażliwy, i to dokładnie w momencie, gdy komórka dzieli się i jest najbardziej podatna (Makarević i in. 2016). Rozwija swoje działanie poprzez celowe atakowanie komórek nowotworowych i oszczędzanie zdrowych komórek – mechanizm ten jest równie pomysłowy, co skuteczny. Kluczem jest uwalnianie cyjanku i benzaldehydu, dwóch cząsteczek, które są śmiertelne dla komórek nowotworowych, ale neutralizowane w zdrowej tkance. Istotne jest to, że aktywacja tych toksycznych składników zachodzi tylko w komórkach nowotworowych. Ta ukierunkowana biochemiczna precyzja sprawia, że witamina B17 jest fascynującym narzędziem w walce z rakiem – terapią, która nie tylko leczy objawy, ale dociera do źródła problemu (Cinatl Jr. i in. 2024).

Zamiast bezkrytycznie niszczyć wszystkie szybko dzielące się komórki, jak ma to miejsce w przypadku chemioterapii, witamina B17 oferuje eleganckie, selektywne rozwiązanie, które celuje w komórki nowotworowe, jednocześnie chroniąc zdrowe tkanki. Przyszłość terapii przeciwnowotworowej leży właśnie w takich wysoce inteligentnych rozwiązaniach – a witamina B17 może odegrać w tym istotną rolę.

Więcej informacji na ten temat można znaleźć w książce: *Vitamin B17 – Die Revolution in der Krebsmedizin. Ein Ratgeber aus der ärztlichen Praxis nach der Dr.-Puttich-Krebstherapie* pod redakcją Brigitte Helène (ISBN: 978-3-8448-2931-0).

3. Leczenie dożylnie podawaną witaminą C w dużych dawkach

Witamina C – supergwiazda wśród cząsteczek – ma ugruntowaną pozycję w świecie badań nad rakiem, i to nie od wczoraj. Od ponad 50 lat ta potężna witamina jest znana ze swojego ukierunkowanego działania niszczącego komórki nowotworowe. Co czyni ją tak wyjątkową? Precyzyjnie celuje w komórki nowotworowe, jednocześnie w dużej mierze oszczędzając zdrowe komórki. W wielu przypadkach witamina C pokazała nawet, że może skraść show, jeśli chodzi o skuteczność konwencjonalnych chemioterapii. W czym tkwi sekret jej sukcesu? Witamina C trafia prosto tam, gdzie najbardziej szkodzi rakowi – do mitochondriów, „elektrowni" komórek nowotworowych. Tutaj generuje stres oksydacyjny, odcina dopływ energii i zmusza komórki do śmierci. Co jednak najlepsze, mechanizm ten jest tak ukierunkowany, że atakowane są nawet komórki z przerzutami. Jednocześnie witamina C pomaga normalizować produkcję energii w komórkach, co jest korzystne dla zdrowych komórek i zabija komórki nowotworowe.

Witamina C nie zatrzymuje się jednak na komórce. Ingeruje ona nawet w środowisko komórek nowotworowych. Komórki nowotworowe rozwijają się w lekko zasadowym środowisku o wartości pH od 7,1 do 7,7 – jest to rodzaj strefy wellness dla nowotworów. Witamina C – znana również w nauce jako kwas askorbinowy – zaburza tę równowagę dzięki swojej naturalnej kwasowości i sprawia, że warunki do wzrostu komórek nowotworowych stają się coraz bardziej niekomfortowe.

Do tego dochodzi jej supermoc w walce z osławionymi nowotworowymi komórkami macierzystymi – pozornie niezwyciężonymi mózgami stojącymi za wzrostem guza, przerzutami i opornością na terapię. Witamina C nie tylko bezpośrednio atakuje te komórki, ale także wzmacnia obronę immunologiczną. Przekształca immunosupresyjne makrofagi M2 w agresywne makrofagi M1, które dosłownie rozmontowują guza. To sprawia, że witamina C jest nie tylko środkiem przeciwko istniejącym nowotworom, ale także skutecznym lekiem zapobiegającym przerzutom.

Tym, co naprawdę przenosi jej działanie na nowy poziom, są wysokie dawki podawane dożylnie. Tworzą one mechanizm prooksydacyjny, który skutecznie eliminuje komórki nowotworowe, podczas gdy normalne komórki są oszczędzane dzięki ich mechanizmom ochronnym. Ta precyzja sprawia, że witamina C stanowi prawdziwy przełom w leczeniu raka. Najlepsze jednak dopiero przed nami: witamina C osiąga swój pełny potencjał w połączeniu z innymi metodami terapeutycznymi, które również są ukierunkowane na metabolizm i zaopatrzenie komórek nowotworowych w energię.

Witamina C to coś więcej niż witamina – to rewolucja w leczeniu raka, która w bezprecedensowy sposób łączy naukę i nadzieję.

Witamina C odgrywa istotną rolę w metabolizmie komórek i została uznana za potencjalnie cudowne narzędzie w walce z rakiem. Jej zdolność do bezpośredniego atakowania komórek nowotworowych przy jednoczesnej ochronie zdrowych komórek jest rewolucyjna. W zdrowych komórkach witamina C przenika do ich wnętrza w formie utlenionej za pośrednictwem transporterów glukozy (GLUT1) i chroni mitochondria – „elektrownie" komórek – przed uszkodzeniem oksydacyjnym. W ten sposób konkuruje z glukozą o dostęp do komórki, co samo w sobie jest imponującym pojedynkiem. W rezultacie do komórki nowotworowej dostaje się mniej cukru, którego potrzebuje ona do przetrwania.

Prawdziwa magia witaminy C ujawnia się jednak w komórkach nowotworowych. W szczególności atakuje ona dwa najważniejsze szlaki metaboliczne, które utrzymują komórki nowotworowe przy życiu: glikolizę i glutaminolizę. Szlaki te są niezbędne dla wzrostu i przetrwania nowotworów, a witamina C uderza dokładnie tam, gdzie zaboli. Hamując glikolizę i blokując syntazę glutaminy (GS), poziom glutationu w komórkach nowotworowych ulega obniżeniu, co prowadzi do wybuchowej produkcji reaktywnych form tlenu (ROS). Rezultat? Śmierć komórki jak po naciśnięciu przycisku.

Ponieważ komórki nowotworowe w tych stadiach są silnie uzależnione od glutaminy, witamina C uderza w ich piętę achillesową, odcinając dopływ glutaminy do komórek nowotworowych, jak wspomniano powyżej. Zdolność witaminy C do niszczenia zależności metabolicznej tych komórek czyni ją nieocenionym narzędziem w walce z przerzutującymi nowotworami.

W latach siedemdziesiątych pionierska praca Camerona i Paulinga dowiodła, że wysokie dawki witaminy C mogą być prawdziwym ratunkiem. Pacjenci z zaawansowanym rakiem, którzy otrzymywali 10 g witaminy C dożylnie każdego dnia przez dziesięć dni, żyli znacznie dłużej niż grupa kontrolna. Po roku 22% leczonych pacjentów nadal żyło, w porównaniu do zaledwie 0,4% w grupie kontrolnej. A jednak ta rewolucja została prawie zaprzepaszczona, gdy późniejsze badania przeprowadzone przez Mayo Clinic skupiły się na podawaniu wyłącznie doustnym, co nie przyniosło takiego samego efektu ze względu na niższe stężenie witaminy C we krwi.

Obecnie wiadomo, że podawana dożylnie witamina C osiąga we krwi stężenia, które niszczą komórki nowotworowe, oszczędzając jednocześnie zdrowe komórki. Powoduje to zmniejszenie guzów i obniżenie wskaźnika przerzutów.

Podsumowując, witamina C, zwłaszcza w wysokich dawkach dożylnych, jest prawdziwym multinarzędziem w walce z rakiem. Precyzyjnie celuje w metabolizm komórek nowotworowych, niszczy ich źródła energii, chroni zdrowe komórki i ponownie daje przewagę układowi odpornościowemu. Prawdziwe arcydzieło natury, które dopiero zaczynamy rozumieć.

4. Witamina D3 – potęga w walce z rakiem

Badania wykazały, że witamina D3 ma imponującą zdolność dosłownego dotarcia do źródła raka. Chroni mitochondria – źródła energii w komórkach – i zapewnia stabilne oddychanie komórkowe. Jednocześnie atakuje komórki macierzyste raka i przerzuty, czyli naprawdę niebezpiecznych graczy. Hamując procesy metaboliczne, takie jak glikoliza i glutaminoliza, które są niezbędne do przetrwania komórek nowotworowych, witamina D3 zapędza komórki rakowe w energetyczny ślepy zaułek (Vuolo i in. 2012).

Niezwykłe badanie przeprowadzone przez Niemieckie Centrum Badań nad Rakiem (DKFZ) w 2023 roku wykazało, że codzienne przyjmowanie witaminy D3 może zmniejszyć śmiertelność z powodu raka w populacji o 12%.

Witamina D3 powinna być suplementowana regularnie. Badanie wykazało, że sporadyczne wysokie dawki są mniej skuteczne. W szczególności pacjenci z nowotworami, którzy często cierpią na niedobory, odnoszą ogromne korzyści z ukierunkowanego, codziennego przyjmowania witaminy D3 – nawet podawania domięśniowego. Najważniejsze jednak jest to, że witamina D3 jest nie tylko skuteczna, ale także wyjątkowo mało ryzykowna.

Podsumowując, witamina D3 to prawdziwa potęga, która zasługuje na miejsce w czołówce zarówno profilaktyki, jak i leczenia raka. Jest bezpieczna, skuteczna i może pomóc znacząco poprawić jakość życia pacjentów chorych na raka – stanowi mało ryzykowne, ale potencjalnie niezwykle skuteczne uzupełnienie istniejących terapii.

5. LDN (naltrekson w niskiej dawce) w onkologii – niewielka dawka, ogromny efekt

W naszej praktyce leczenia raka wielokrotnie wykazano, że dobrze znany lek może nie tylko wzmocnić obronę immunologiczną, ale także siać spustoszenie w komórkach nowotworowych – dokładnie to obiecuje naltrekson w niskiej dawce (LDN). Naltrekson został pierwotnie opracowany w celu leczenia uzależnienia od opiatów, jednak podawany w bardzo niskich dawkach okazał się silnym immunomodulatorem i potencjalnym zabójcą raka. Jest tani, bezpieczny, a badania pokazują, że nie tylko zmniejsza stan zapalny, ale także blokuje tak zwany opioidowy czynnik wzrostu, który jest wykrywalny w prawie 90% przypadków wszystkich nowotworów. W naszej praktyce potocznie nazywamy tę terapię „naturalną terapią metadonową".

LDN jest bardzo podobny w swojej skuteczności do opisanego powyżej D,L-metadonu, jednak zaletą tego leczenia jest jego dobra tolerancja. Ze względu na wysokie rozcieńczenie tego leku, nie są znane żadne negatywne skutki dla organizmu. Blokowanie receptorów opioidowych oznacza, że ściany komórek nowotworowych stają się przepuszczalne, a LDN interweniuje bezpośrednio w metabolizm komórek nowotworowych i utrudnia ich pracę. Jednocześnie ogólnie stymuluje produkcję endorfin, które wzmacniają układ odpornościowy i zwiększają aktywność komórek naturalnych zabójców – podwójny atak na raka.

Badania nad LDN są fascynujące. Naukowcy tacy jak dr Ian Zagon z Pennsylvania State University opublikowali ponad 300 badań na przestrzeni dziesięcioleci, wykazując, że LDN może hamować wzrost komórek nowotworowych i zakłócać ich podział. Na przykład pojedyncza dawka LDN była w stanie zmniejszyć wzrost komórek raka jajnika o 25% (Zagon i in. 2018), a w eksperymentach na zwierzętach guzy kurczyły się nawet o 45%. Mechanizm stojący za tym jest rewolucyjny: LDN blokuje receptory toll-podobne (TLR), które normalnie wzmacniają stan zapalny i przyspieszają wzrost guza. Blokada ta nie tylko wzmacnia układ odpornościowy, ale także zatrzymuje podział komórek nowotworowych.

To wszystko idzie jednak jeszcze dalej: LDN zmienia ekspresję genów w komórkach nowotworowych i zmusza je do zaprogramowanej śmierci komórkowej – robi dokładnie to, co każda terapia przeciwnowotworowa chce osiągnąć. W przełomowym badaniu przeprowadzonym przez dra Burtona Berksona wykazano, że pacjenci z rakiem wątroby, którzy przyjmowali LDN w połączeniu z kwasem alfa-liponowym, wykazywali imponującą poprawę (Berkson i in. 2009). Badanie kliniczne z udziałem pacjentów z glejakiem przeprowadzone na Duke University wykazało, że LDN poprawiał sen, a być może nawet spowalniał wzrost guza (Peters i in. 2022).

Brytyjski profesor Angus Dalgleish, wiodący badacz nowotworów, już wykorzystuje LDN w swojej praktyce i zaobserwował, że lek ten nie tylko masowo stymuluje układ odpornościowy, ale także wydłuża czas przeżycia pacjentów z rakiem (Dalgeshi i in. 2019). Jego kolega dr Wai Liu odkrył, że LDN może dosłownie sparaliżować komórki rakowe – przestają rosnąć i umierają (Liu i in. 2022). Fascynującym odkryciem jest to, że LDN wykazuje te efekty tylko przy niskich dawkach. Jeśli podawana jest wysoka dawka, mechanizm ten nie działa. Oznacza to, że mniej znaczy więcej – koncepcja rzadko spotykana w onkologii.

W praktyce LDN jest często łączony z chemioterapią, w szczególności z lekami takimi jak taksol lub cisplatyna. Jak dotąd nie zaobserwowano żadnych niepożądanych interakcji; wręcz przeciwnie, wydaje się, że LDN wzmacnia działanie tych leków.

Wszechstronność LDN zapiera dech w piersiach. Wykazuje on pozytywne działanie nie tylko w chorobach nowotworowych, ale także w chorobach autoimmunologicznych, takich jak stwardnienie rozsiane, choroba Leśniowskiego-Crohna, reumatoidalne zapalenie stawów, a nawet choroba Parkinsona. Dzięki swoim właściwościom przeciwzapalnym może w przyszłości odgrywać kluczową rolę w medycynie holistycznej.

6. Cynk podawany dożylnie – niewidzialny strażnik zdrowia komórek

Cynk ma ugruntowaną pozycję w nauce jako ważny czynnik w badaniach nad rakiem. Jest on czymś więcej niż tylko niezbędnym minerałem – stanowi tarczę ochronną mitochondriów, które są siłą napędową komórek, i odgrywa kluczową rolę w ich obronie przed uszkodzeniami powodowanymi przez reaktywne formy tlenu. Cynk jest nie tylko cichym wsparciem, ale też aktywnym graczem: ułatwia transport pirogronianu, napędza fosforylację oksydacyjną i optymalizuje produkcję ATP – nawet gdy komórki są poddane ogromnemu stresowi. Innymi słowy, cynk zapewnia komórkom energię potrzebną do przetrwania i zachowania odporności.

W tym miejscu robi się naprawdę ekscytująco: w badaniach (Shaik i in. 2024) na ludzkich komórkach raka jajnika, cynk wyłączył destrukcyjny potencjał uszkodzonych mitochondriów i ponownie uruchomił apoptozę – zaprogramowaną śmierć komórki. W połączeniu z jonoforami cynku, które kierują ten minerał głęboko do komórek, cynk wykazał imponującą skuteczność. Ponadto może on tłumić komórki macierzyste raka – najbardziej niebezpieczne i trudne do wyeliminowania. Badania (Bobrowska-Korczak i in. 2015) wykazały, że cynk obniża markery tych niezwyciężonych komórek i sprawia, że komórki nowotworowe w guzach jelit są bardziej podatne na chemioterapię. A jeśli to nie wystarczy, nadmiar cynku może bezpośrednio zablokować dopływ energii do komórek nowotworowych poprzez hamowanie glikolizy i drastyczne obniżenie poziomu NAD+ – kluczowego źródła energii.

Jednak, jak w przypadku każdego superbohatera, cynk ma również swoją ciemną stronę, a jest nią jego niedobór. Niedobór cynku wiąże się ze zwiększonym ryzykiem nowotworów złośliwych, takich jak rak przełyku, wątroby, płuc, piersi i jelita grubego. Łącznie 151 badań (Gelbard i in. 2022) pokazuje, że niedobór cynku może zwiększać prawdopodobieństwo wystąpienia tych nowotworów. Jest jednak dobra wiadomość: odpowiednie spożycie cynku może odwrócić bieg wydarzeń. Dzieje się tak dlatego, że cynk uszkadza komórki nowotworowe, nie wpływając na zdrowe komórki – jest nieprzekupnym i precyzyjnym sprzymierzeńcem.

Podobnie jak witamina C, cynk ma działanie prooksydacyjne, które niszczy komórki nowotworowe poprzez stres oksydacyjny. Jednocześnie pozostaje niezłomnym obrońcą zdrowych komórek. Ta dwoistość – zdolność do niszczenia złych i zachowywania dobrych – sprawia, że cynk jest jednym z najbardziej ekscytujących graczy w badaniach nad rakiem. Zwiększa on skuteczność standardowych terapii, oferując jednocześnie obiecujące podejście zapobiegawcze, aby powstrzymać rozwój raka.

Cynk to nie tylko minerał; to dyrygent, który przewodzi orkiestrze zdrowia komórkowego.

7. Walka z rakiem za pomocą leku przeciwmalarycznego? Fascynujące działanie artesunatu

W ostatnich latach artesunat zyskał na znaczeniu w alternatywnych badaniach nad rakiem. Pierwotnie opracowany jako wysoce skuteczny lek przeciwmalaryczny, okazał się zaskakująco potężną bronią przeciwko rakowi – doskonały przykład ponownego wykorzystania, a tym samym tego, w jaki sposób istniejące leki mogą znaleźć zupełnie nowe zastosowania. Jego sekret tkwi w unikalnym mechanizmie działania: artesunat zawiera mostek nadtlenkowy, który jest aktywowany w obecności żelaza. I właśnie w tym tkwi słabość wielu komórek nowotworowych – często zawierają one zwiększone stężenie żelaza. Oznacza to, że artesunat specyficznie wyzwala śmiertelną reakcję łańcuchową w komórkach nowotworowych, podczas gdy zdrowe komórki są w dużej mierze oszczędzane (Tsuda i in. 2019).

Atak odbywa się na kilku poziomach jednocześnie. Z jednej strony artesunat uwalnia wolne rodniki, które dosłownie rozkładają komórki nowotworowe od wewnątrz. Z drugiej strony aktywnie zakłóca angioneogenezę, tj. zdolność guza do tworzenia nowych naczyń krwionośnych w celu jego zaopatrzenia (Pfeffer i in. 2009). Bez dopływu składników odżywczych guz jest głodzony, a jego możliwości rozprzestrzeniania się są poważnie ograniczone. Szczególnie interesujący jest wpływ leku na nowotworowe komórki macierzyste, które są często odpowiedzialne za powstawanie przerzutów i oporność na leczenie. Artesunat zapobiega ich samoodnowie i czyni je bardziej podatnymi na inne terapie przeciwnowotworowe – kombinacja, która może potencjalnie drastycznie zmniejszyć ryzyko nawrotu (Effert 2024).

Jakby tego było mało, artesunat wzmacnia również działanie standardowych terapii, takich jak chemioterapia i radioterapia. Dzięki nasileniu uszkodzeń DNA w komórkach nowotworowych, guzy stają się bardziej wrażliwe na konwencjonalne metody leczenia, podczas gdy zdrowe komórki pozostają lepiej chronione.

Głównymi zaletami stosowania artesunatu są jego dobra tolerancja i niewielka liczba skutków ubocznych, potwierdzone dziesięcioleciami bezpiecznego stosowania w leczeniu malarii. Jest on również niedrogi, co otwiera drzwi do szerszego globalnego zastosowania. Lek ten symbolizuje nową erę w onkologii – erę, w której sprawdzone substancje, w tym przypadku nawet mające korzenie w tysiącleciach doświadczenia tradycyjnej medycyny chińskiej, otrzymują zupełnie nowe zastosowania dzięki sprytnej zmianie przeznaczenia. Dzięki artesunatowi mamy szansę nie tylko walczyć z rakiem, ale także zmienić całą dziedzinę terapii przeciwnowotworowej.

Skuteczna i wydajna terapia artesunatem wymaga precyzyjnego połączenia doświadczenia, wiedzy specjalistycznej i szczegółowego dostosowania do indywidualnego dla pacjenta metabolizmu żelaza. Terapia ta oznacza znacznie więcej niż tylko podawanie leku – to precyzyjnie zaaranżowany system, który zapewnia, że artesunat może w pełni wykorzystać swój potencjał. Kluczem jest optymalna równowaga między podażą żelaza w organizmie a specyficznymi potrzebami komórek nowotworowych. Są one szczególnie głodne żelaza. Artesunat może rozpocząć ukierunkowany atak na komórki nowotworowe tylko wtedy, gdy równowaga ta jest idealnie wyważona.

Podstawowa zasada jest zarówno prosta, jak i rewolucyjna: artesunat jest aktywowany przez stężenie żelaza w komórkach nowotworowych. Aby zmaksymalizować skuteczność tego procesu, metabolizm żelaza musi być starannie przygotowany. Zwykle rozpoczyna się to od ukierunkowanej suplementacji żelaza w postaci infuzji, czyli wlewów. Metoda ta zapewnia, że organizm – a w szczególności komórki nowotworowe – są odpowiednio zaopatrzone w żelazo. Jednak nie chodzi tylko o poziom żelaza we krwi – kluczowa jest również funkcja cząsteczek transportowych, które dostarczają żelazo do komórek. Wszystko to musi być w równowadze, aby zmaksymalizować efekt terapeutyczny artesunatu.

Po początkowej suplementacji żelazem, pacjent przechodzi na terapię wysokimi dawkami podawanego dożylnie artesunatu, która ma na celu osiągnięcie szybkiego i intensywnego oddziaływania na komórki nowotworowe. Faza ta stanowi podstawę dla późniejszej długoterminowej terapii doustnej, która jest starannie dawkowana i podawana przez cały dzień. Artesunat jest podawany w postaci kapsułki w połączeniu z niską dawką żelaza. Przyjmuje się go cztery razy dziennie – zaraz po wstaniu z łóżka, po południu około godziny 15.00, bezpośrednio przed pójściem spać i, jeśli to możliwe, w nocy. Czas ten ma kluczowe znaczenie dla utrzymania ciągłego działania leku i uniemożliwienia komórkom nowotworowym regeneracji.

Szczególną cechą tej terapii jest jej precyzja i indywidualizacja. Każdy krok – od suplementacji żelaza i dawkowania artesunatu, aż po czas przyjmowania – jest precyzyjnie dostosowany do konkretnych potrzeb pacjenta. To spersonalizowane podejście zapewnia, że lek może w pełni zadziałać, minimalizując jednocześnie możliwe skutki uboczne.

Artesunat to coś więcej niż tylko kolejny lek – to narzędzie, które współczesna medycyna wykorzystuje do uderzenia raka w jego piętę achillesową. Wymaga specjalistycznej wiedzy, cierpliwości i głębokiego zrozumienia złożonych interakcji w organizmie. Jednak gdy wszystkie te czynniki się połączą, artesunat wykazuje wyjątkową skuteczność, dając nadzieję na nowy wymiar terapii przeciwnowotworowej.

8. Immunoterapia PRP – klucz do reaktywacji układu odpornościowego w walce z nowotworami

Układ odpornościowy pacjenta z rakiem jest jak uśpiona armia. Ma broń, strategie i potencjał do wyeliminowania każdego zagrożenia – ale jest powolny, słabo skoordynowany i często ślepy na prawdziwego wroga: raka. Immunoterapia PRP ma na celu obudzenie tej armii, zmobilizowanie jej i wprowadzenie w tryb wysokiej wydajności. Celem nie jest bezpośrednia walka z nowotworem, ale raczej stymulacja układu odpornościowego w takim stopniu, aby sam podjął się tego zadania.

PRP (osocze bogatopłytkowe) to nic innego jak wysokowydajny tuning biologiczny. Jest ono pozyskiwane z własnej krwi pacjenta, koncentruje czynniki wzrostu, cytokiny i składniki regeneracyjne i wykorzystuje je dokładnie tam, gdzie organizm potrzebuje wsparcia. W medycynie onkologicznej to podejście terapeutyczne jest szczególnie ekscytujące, ponieważ PRP wzmacnia naturalną odpowiedź immunologiczną i jednocześnie wyzwala regenerację tkanki, która została uszkodzona przez wzrost guza lub agresywne terapie (Ribeiro de Souza i in. 2023). Jednak prawdziwą siłą napędową tej terapii jest grasica – centrum dowodzenia naszego układu odpornościowego.

Grasica jest sercem obrony immunologicznej, ale ma jedną wadę: zaczyna się kurczyć już w młodym wieku i wraz z wiekiem traci wydajność. Oznacza to, że wraz z wiekiem organizm wytwarza mniej komórek limfatycznych grasicy – komórek zabójców, które mają za zadanie wyszukiwać i niszczyć komórki nowotworowe. PRP działa tutaj jak przycisk resetujący grasicę, stymulując jej aktywność i zapewniając zwiększoną produkcję właśnie tych wyspecjalizowanych komórek odpornościowych. Rezultat? Wysoce zoptymalizowany układ odpornościowy, który nie tylko wykrywa raka, ale także systematycznie go zwalcza.

Jest jednak jeszcze lepiej. PRP nie tylko zwiększa liczbę komórek odpornościowych, ale także poprawia ich jakość. Zwiększa zdolność limfocytów T do identyfikowania i atakowania komórek nowotworowych przy jednoczesnym oszczędzaniu zdrowej tkanki – coś, czego konwencjonalne terapie przeciwnowotworowe nie są w stanie osiągnąć. Wpływa również na makrofagi, które odgrywają kluczową rolę w obronie immunologicznej. PRP może przesunąć je ze stanu promującego raka (M2) do stanu zwalczającego raka (M1), co oznacza, że całe środowisko guza zadziała przeciwko nowotworowi zamiast go wspierać (Uchiyama i in. 2022).

Produkcja osocza rozpoczyna się od zwykłej próbki krwi, ale to, co dzieje się później, to biotechnologia na najwyższym poziomie. Krew jest przetwarzana w wirówce o dużej prędkości, gdzie izolowane są cenne składniki – osocze, płytki krwi i arsenał aktywatorów odpornościowych. Składniki te są kluczowe dla leczenia, ponieważ zawierają ogromną dawkę czynników wzrostu, komórek odpornościowych i własnych komórek macierzystych organizmu. Prawdziwe znaczenie mają jednak mitochondria tych komórek, które odgrywają główną rolę w tym procesie. Mitochondria w komórkach odpornościowych i macierzystych nie są po prostu ekstrahowane – są one aktywowane za pomocą ukierunkowanego światła lasera podczerwonego, aby podnieść ich produkcję energii na zupełnie nowy poziom.

Dopiero po zwiększeniu tej mocy biologicznej PRP jest zwracane jako zastrzyk domięśniowy w celu uzyskania ogólnoustrojowej skuteczności w całym organizmie. Proces ten wykorzystuje pełny potencjał własnej biologicznej mocy organizmu.

Immunoterapia PRP nie jest żadną magią – to nowoczesna medycyna. Wykorzystuje własne zasoby organizmu do zwalczania raka od wewnątrz, używając PRP do robienia tego, co nasz układ odpornościowy powinien robić naturalnie – tylko lepiej, szybciej i w sposób bardziej ukierunkowany.

9. Protokół dra med. Putticha

Wlewy z wysokimi dawkami witaminy B17: selektywne zwalczanie nowotworów prosto z natury

Cel: Niszczenie komórek nowotworowych i nowotworowych komórek macierzystych oraz zapobieganie przerzutom.

Wysokie dawki witaminy C w infuzji – bohater stresu oksydacyjnego

Cel: Uszkodzenie komórek nowotworowych poprzez stres oksydacyjny, podczas gdy zdrowe komórki pozostają nienaruszone.

Witamina D3 – stymulant mitochondriów dla wszystkich pacjentów z rakiem

Cel: Ochrona i stymulacja mitochondriów.

Infuzje cynku w wysokich dawkach – strażnik mitochondriów

Cel: Ochrona mitochondriów, osłabienie nowotworowych komórek macierzystych i wzmocnienie efektu chemioterapii.

Wysokodawkowe infuzje artesunatu – niedoceniana broń przeciwko nowotworom

Cel: Zniszczenie komórek nowotworowych zawierających żelazo poprzez utlenianie.

Zastrzyki w ramach immunoterapii PRP – biologiczny upgrade układu odpornościowego

Cel: Aktywacja układu odpornościowego komórek T w komórkach obronnych grasicy.

Naltrekson w niskiej dawce jako terapia doustna – centrum kontroli dla zwiększenia apoptozy

Cel: Reaktywacja układu odpornościowego i osłabienie komórek nowotworowych.

Iwermektyna i mebendazol jako terapia doustna – zabójczy duet dla komórek nowotworowych

Cel: Zniszczenie komórek nowotworowych, wsparcie onkologicznej konwencjonalnej terapii medycznej, przezwyciężenie oporności na radioterapię i chemioterapię.

10. Perspektywy

Co się stanie, gdy niedrogie, bezpieczne i potencjalnie przełomowe leczenie raka w końcu zagości w powszechnej świadomości? Miliony ludzi na całym świecie zaczynają obecnie interesować się iwermektyną i innymi lekami przeciwpasożytniczymi jako potencjalną metodą leczenia raka. Media coraz częściej podejmują ten temat, pacjenci zgłaszają sukcesy, a informacje się rozprzestrzeniają. Ale każdy, kto wierzy, że przemysł farmaceutyczny i uznana medycyna po prostu to zaakceptują, żyje w iluzji. Opór nadejdzie z zemstą – to pewne jak amen w pacierzu.

Pierwsza reakcja? Niewiedza. Ludzie starają się przemilczeć sprawę. Kiedy to przestaje działać, przechodzą do fazy drugiej – dyskredytacji. Pojawią się „eksperci" i z poważną miną oświadczą, że dana terapia jest albo nieskuteczna, albo wysoce niebezpieczna. „Nie ma wiarygodnych badań!" – powiedzą. „Skutki uboczne są nieobliczalne i nie można ich w ogóle ocenić!", „Pacjenci niepotrzebnie narażają się na ryzyko!" – te same frazesy, które były używane niezliczoną ilość razy w historii, aby spowolnić przełomowe postępy w medycynie. A kiedy to wszystko przestaje wystarczać, nadchodzi faza trzecia – sianie paniki. Pojawią się raporty twierdzące, że terapia ta zaszkodziła pacjentom. Pojawią się ostrzeżenia, straszenie i groźby zaostrzenia przepisów.

Właśnie w tym miejscu pojawia się ta książka. Dostarcza odpowiedzi, dostarcza badań naukowych, dostarcza weryfikowalnych faktów. Nie jesteśmy naiwni. Wiemy, jak giganci farmaceutyczni rozgrywają swoją grę. Historia medycyny pełna jest przełomowych odkryć, które najpierw były wyśmiewane, potem z nimi walczono, a ostatecznie zostały zaakceptowane. Prawdy nie da się powstrzymać, a zmiana paradygmatu jest tylko kwestią czasu. Iwermektyna i inne ponownie odkryte leki mają potencjał, aby zasadniczo zmienić onkologię – a dowody na to pojawią się z czasem.

Spójrzmy w przyszłość: terapia przeciwnowotworowa nie powinna już być walką z wiatrakami, ale raczej precyzyjną, strategicznie przemyślaną misją z wyraźnymi sukcesami. Chcielibyśmy zobaczyć przyszłość, w której przestaniemy bronić starych dogmatów i zamiast tego połączymy to, co okazało się skuteczne – najnowocześniejszą medycynę konwencjonalną i innowacyjne leczenie uzupełniające, które angażuje całe ciało w proces leczenia. Nie albo-albo, ale synergia, która uderza w raka tam, gdzie jest on najbardziej wrażliwy. Przedstawione tutaj metody badawcze, raporty z doświadczeń i odkrycia farmaceutyczne nie są końcem, ale dopiero początkiem rewolucji, która ma potencjał, aby całkowicie przedefiniować terapię przeciwnowotworową.

Jak może wyglądać onkologia jutra? Wyobraź sobie ośrodek onkologiczny, który działa bez ideologicznych klapek na oczach, ośrodek, który poświęca się wyłącznie pacjentowi. Miejsce, w którym ustalone konwencjonalne procedury medyczne, takie jak chirurgia, radioterapia i chemioterapia, są specjalnie łączone z terapiami metabolicznymi, immunologicznymi i regeneracyjnymi. Klinikę, w której jedyną ważną rzeczą jest wskaźnik sukcesu – nie interesy finansowe ani sztywne podręcznikowe reguły, ale rzeczywiste przeżycie i jakość życia pacjentów. To naprawdę nie jest utopijna wizja, ale koncepcja, która jest już dawno spóźniona. Pierwsze elementy układanki są już na stole. Brakuje tylko chęci, by je połączyć.

Medycyna uniwersytecka musi przyjąć zmianę paradygmatu. Badania nie mogą być już prowadzone dla samych siebie, ale muszą koncentrować się bezkompromisowo na wynikach. Potrzebujemy systemu, który nie jest hamowany przez biurokratyczne przeszkody lub ograniczenia ekonomiczne. Celem musi być klinika, która działa konsekwentnie na podstawie dowodów – ale nie tylko w wąskich ramach klasycznej onkologii, ale także z innowacyjnymi podejściami terapeutycznymi, które do tej pory były ignorowane lub odrzucane, ponieważ nie pasowały do istniejących struktur. Potrzebujemy kliniki, która nie tylko leczy zgodnie ze standardowymi protokołami, ale także stale dostosowuje się do nowych odkryć naukowych – dynamicznie, elastycznie i z jasną misją: dania pacjentowi tego, co najlepsze.

Kolejnym kluczowym aspektem jest czynnik ekonomiczny. Podczas gdy miliardy wydawane są na rozwój nowych leków, z których tylko niewielka część przynosi prawdziwe przełomy, taka klinika mogłaby zostać zrealizowana za ułamek tych kwot. Niska, jednocyfrowa suma milionów - mniej niż budżet marketingowy jednego produktu Big Pharmy - wystarczyłaby do stworzenia czegoś, co na zawsze zmieniłoby medycynę nowotworową: kliniki, która nie tylko daje pacjentom nadzieję, ale zapewnia rzeczywiste, mierzalne rezultaty. Centrum, które przyciąga uwagę całego świata, ponieważ działa.

Ta klinika to nie tylko kolejny szpital, ale wyspa nadziei, miejsce, które wyznacza standardy na całym świecie i rewolucjonizuje cały system opieki zdrowotnej. Ośrodek, który ma odwagę kwestionować istniejące dogmaty i bezkompromisowo skupiać się na tym, co naprawdę ważne: na pacjencie i sukcesie terapii, w tym na skutecznych, niekonwencjonalnych metodach leczenia uzupełniającego. Podczas gdy konwencjonalne ośrodki onkologiczne są często uwięzione w sztywnych strukturach, ta klinika przyjęłaby zupełnie nowe podejście - takie, które łączy najnowocześniejszą medycynę konwencjonalną z pionierskimi metodami uzupełniającymi. Nie byłaby to tylko placówka medyczna, ale globalne centrum innowacji, przyciągające naukowców, lekarzy i inwestorów z całego świata.

Ta klinika byłaby czymś więcej niż tylko miejscem leczenia - byłaby katalizatorem postępu medycznego, latarnią, która jaśniałaby na cały świat. Tutaj innowacyjne protokoły byłyby testowane w czasie rzeczywistym, a nie dekady później, kiedy zostałyby zużyte przez biurokrację. Nowe podejścia terapeutyczne nie byłyby blokowane, ale analizowane z naukową precyzją i, jeśli zadziałają, natychmiast wprowadzane w życie. To nie jest wizja przyszłości – to rzeczywistość, która może zacząć się jutro, przy odpowiednich umysłach i zasobach.

I właśnie w tym tkwi ogromna szansa inwestycyjna. Podczas gdy rynek onkologiczny ma osiągnąć biliony dolarów w ciągu najbliższych kilku lat, wiele firm farmaceutycznych nadal koncentruje się na drogich, często tylko umiarkowanie skutecznych lekach o marnych wynikach. Ta klinika byłaby inna – byłby to plan dla medycyny przyszłości. Miejsce, które pokazuje, że przełomowe wyniki można osiągnąć za ułamek zwykłych kosztów. Inwestycja w tę klinikę nie byłaby zwykłym udziałem w projekcie opieki zdrowotnej – byłaby to okazja do otwarcia zupełnie nowego rozdziału w badaniach nad rakiem, stworzenia globalnego punktu odniesienia, który przyciągnie pacjentów z całego świata.

Najważniejsze – cały świat będzie mówił o tej klinice. Byłoby to nie tylko centrum leczenia, ale międzynarodowy okręt flagowy zmian w medycynie. Rządy zadałyby sobie pytanie, dlaczego ich własne systemy pozostają w tyle. Uniwersytety musiałyby się dostosować. Firmy farmaceutyczne nie mogłyby dłużej ignorować faktu, że innowacje mają miejsce poza ich laboratoriami. Ta klinika wysłałaby sygnał, którego nie można zignorować: leczenie raka musi ewoluować – i dzieje się to tutaj.

Potencjał jest ogromny, a wpływ globalny. Taka klinika miałaby potencjał nie tylko do przekształcenia rynku leczenia raka, ale także do zdefiniowania zupełnie nowego rodzaju przedsiębiorczości medycznej – takiej, która nie koncentruje się na maksymalizacji zysków poprzez niekończące się cykle leczenia, ale na prawdziwym leczeniu. To nie tylko konieczność medyczna, ale rewolucja gospodarcza i naukowa. Inwestor, który to dostrzeże, nie tylko przejdzie do historii – on całkowicie przedefiniuje medycynę. Przyszłość nie będzie czekać – zostanie stworzona przez tych, którzy są gotowi ją kształtować.

Być może wystarczy tylko odpowiedni wizjoner – inwestor, pionier, który dostrzeże, że czeka nas nie tylko rewolucja medyczna, ale także szansa ekonomiczna. Przyszłość nie jest abstrakcyjna. Jest zarówno realna, jak i namacalna – i tylko czeka, aż ktoś zrobi pierwszy krok.

Ale po co czekać na klinikę przyszłości, skoro możemy ją kształtować już dziś? Nasza nowa platforma jest skierowana do pacjentów i każdego, kto chce dowiedzieć się więcej i podzielić się swoimi doświadczeniami. Odkryj ją już teraz: **www.ivermectin-clinic.com.**

Rodzaj nowotworu	Leczenie	Mechanizm działania	Źródła
rak piersi (w tym potrójnie ujemny)	iwermektyna, mebendazol, fenbendazol, witamina B17, witamina C, witamina D3, cynk, artesunat, immunoterapia PRP, LDN	hamowanie szlaków sygnałowych (PAK1, NF-κB); apoptoza; immunogenna śmierć komórki; stres oksydacyjny; kontrola nowotworowych komórek macierzystych; aktywacja immunologiczna; destabilizacja mikrotubul	Draganov i in. 2021; Williamson i in. 2021; Chiang i in. 2021; Makarević i in. 2016; Cameron i Pauling 1976; Vuolo i in. 2012; Shaik i in. 2024; Tsuda i in. 2019; Ribeiro de Souza i in. 2023; Zagon i in. 2018
rak płuc	iwermektyna, mebendazol, fenbendazol, witamina C, witamina D3, cynk, artesunat, immunoterapia PRP, LDN	blokada WNT, PAK1; apoptoza; stres oksydacyjny; kontrola nowotworowych komórek macierzystych; aktywacja immunologiczna; destabilizacja mikrotubul	Hussain i in. 2023; Williamson i in. 2021; Chiang i in. 2021; Cameron i Pauling 1976; Vuolo i in. 2012; Shaik i in. 2024; Tsuda i in. 2019; Ribeiro de Souza i in. 2023; Zagon i in. 2018
białaczki (AML, CML)	iwermektyna, mebendazol, fenbendazol, witamina C, witamina D3, cynk, artesunat, immunoterapia PRP, LDN	apoptoza; stres oksydacyjny; kontrola nowotworowych komórek macierzystych; aktywacja immunologiczna; destabilizacja mikrotubul	Gregianin i in. 2020; Williamson i in. 2021; Chiang i in. 2021; Cameron i Pauling 1976; Vuolo i in. 2012; Shaik i in. 2024; Tsuda i in. 2019; Ribeiro de Souza i in. 2023; Zagon i in. 2018

Rodzaj nowotworu	Leczenie	Mechanizm działania	Źródła
glejaki / glejak wielopostaciowy	iwermektyna, mebendazol, fenbendazol, witamina C, witamina D3, cynk, artesunat, immunoterapia PRP, LDN	apoptoza; hamowanie helikazy RNA; stres oksydacyjny; kontrola nowotworowych komórek macierzystych; aktywacja immunologiczna; destabilizacja mikrotubul	Soni i in. 2020; Williamson i in. 2021; Chiang i in. 2021; Cameron i Pauling 1976; Vuolo i in. 2012; Shaik i in. 2024; Tsuda i in. 2019; Ribeiro de Souza i in. 2023; Peters i in. 2022
rak okrężnicy	iwermektyna, mebendazol, fenbendazol, witamina C, witamina D3, cynk, artesunat, immunoterapia PRP, LDN	hamowanie WNT, YAP1; apoptoza; stres oksydacyjny; kontrola nowotworowych komórek macierzystych; aktywacja immunologiczna; destabilizacja mikrotubul	Juarez i in. 2018; Williamson i in. 2021; Chiang i in. 2021; Cameron i Pauling 1976; Vuolo i in. 2012; BobrowskaKorczak i in. 2015; Tsuda i in. 2019; Ribeiro de Souza i in. 2023; Zagon i in. 2018
rak żołądka (gruczolakorak)	iwermektyna, mebendazol, fenbendazol, witamina C, witamina D3, cynk, artesunat, immunoterapia PRP, LDN	hamowanie YAP1; apoptoza; stres oksydacyjny; kontrola nowotworowych komórek macierzystych; aktywacja immunologiczna; destabilizacja mikrotubul	Silva i in. 2022; Williamson i in. 2021; Chiang i in. 2021; Cameron i Pauling 1976; Vuolo i in. 2012; Shaik i in. 2024; Tsuda i in. 2019; Ribeiro de Souza i in. 2023; Zagon i in. 2018

Rodzaj nowotworu	Leczenie	Mechanizm działania	Źródła
rak wątroby/ pęcherzyka żółciowego (HCC, rak dróg żółciowych)	iwermektyna, mebendazol, fenbendazol, witamina C, witamina D3, cynk, artesunat, immunoterapia PRP, LDN	hamowanie YAP1, Akt/mTOR; apoptoza; stres oksydacyjny; kontrola nowotworowych komórek macierzystych; aktywacja immunologiczna; destabilizacja mikrotubul	Intuyod i in. 2019; Williamson i in. 2021; Chiang i in. 2021; Cameron i Pauling 1976; Vuolo i in. 2012; Shaik i in. 2024; Tsuda i in. 2019; Ribeiro de Souza i in. 2023; Berkson i in. 2009
rak trzustki	iwermektyna, mebendazol, fenbendazol, witamina C, witamina D3, cynk, artesunat, immunoterapia PRP, LDN	apoptoza; kontrola nowotworowych komórek macierzystych; stres oksydacyjny; aktywacja immunologiczna; destabilizacja mikrotubul	AMS Aarvik 2024; Williamson i in. 2021; Chiang i in. 2021; Cameron i Pauling 1976; Vuolo i in. 2012; Shaik i in. 2024; Tsuda i in. 2019; Ribeiro de Souza i in. 2023; Zagon i in. 2018
czerniaki	iwermektyna, mebendazol, fenbendazol, witamina C, witamina D3, cynk, artesunat, immunoterapia PRP, LDN	apoptoza poprzez szlak TF3; kontrola nowotworowych komórek macierzystych; stres oksydacyjny; aktywacja immunologiczna; destabilizacja mikrotubul	Kaur i in. 2024; Williamson i in. 2021; Chiang i in. 2021; Cameron i Pauling 1976; Vuolo i in. 2012; Shaik i in. 2024; Tsuda i in. 2019; Ribeiro de Souza i in. 2023; Zagon i in. 2018

Rodzaj nowotworu	Leczenie	Mechanizm działania	Źródła
rak nerkowokomórkowy	iwermektyna, mebendazol, fenbendazol, witamina C, witamina D3, cynk, artesunat, immunoterapia PRP, LDN	apoptoza; hamowanie angiogenezy; stres oksydacyjny; kontrola nowotworowych komórek macierzystych; aktywacja immunologiczna; destabilizacja mikrotubul	Steen i in. 2024; Williamson i in. 2021; Chiang i in. 2021; Cameron i Pauling 1976; Vuolo i in. 2012; Shaik i in. 2024; Tsuda i in. 2019; Ribeiro de Souza i in. 2023; Zagon i in. 2018
rak moczowodu	iwermektyna, mebendazol, fenbendazol, witamina C, witamina D3, cynk, artesunat, immunoterapia PRP, LDN	apoptoza; hamowanie angiogenezy; stres oksydacyjny; kontrola nowotworowych komórek macierzystych; aktywacja immunologiczna; destabilizacja mikrotubul	Steen i in. 2024; Williamson i in. 2021; Chiang i in. 2021; Cameron i Pauling 1976; Vuolo i in. 2012; Shaik i in. 2024; Tsuda i in. 2019; Ribeiro de Souza i in. 2023; Zagon i in. 2018
rak jajnika	iwermektyna, mebendazol, fenbendazol, witamina C, witamina D3, cynk, artesunat, immunoterapia PRP, LDN	hamowanie NF–κB, YAP1; apoptoza; kontrola nowotworowych komórek macierzystych; stres oksydacyjny; aktywacja immunologiczna; destabilizacja mikrotubul	Gupta i in. 2025; Williamson i in. 2021; Chiang i in. 2021; Cameron i Pauling 1976; Vuolo i in. 2012; Shaik i in. 2024; Tsuda i in. 2019; Ribeiro de Souza i in. 2023; Zagon i in. 2018

Rodzaj nowotworu	Leczenie	Mechanizm działania	Źródła
rak prostaty	iwermektyna, mebendazol, fenbendazol, witamina C, witamina D3, cynk, artesunat, immunoterapia PRP, LDN	apoptoza; kontrola nowotworowych komórek macierzystych; stres oksydacyjny; aktywacja immunologiczna; destabilizacja mikrotubul	Steen i in. 2024; Williamson i in. 2021; Chiang i in. 2021; Cameron i Pauling 1976; Vuolo i in. 2012; Shaik i in. 2024; Tsuda i in. 2019; Ribeiro de Souza i in. 2023; Zagon i in. 2018
rak jamy nosowo-gardłowej	iwermektyna, mebendazol, fenbendazol, witamina C, witamina D3, cynk, artesunat, immunoterapia PRP, LDN	apoptoza; kontrola nowotworowych komórek macierzystych; stres oksydacyjny; aktywacja immunologiczna; destabilizacja mikrotubul	Kaur i in. 2024; Williamson i in. 2021; Chiang i in. 2021; Cameron i Pauling 1976; Vuolo i in. 2012; Shaik i in. 2024; Tsuda i in. 2019; Ribeiro de Souza i in. 2023; Zagon i in. 2018
rak jądra	iwermektyna, mebendazol, fenbendazol, witamina C, witamina D3, cynk, artesunat, immunoterapia PRP, LDN	apoptoza; kontrola nowotworowych komórek macierzystych; stres oksydacyjny; aktywacja immunologiczna; destabilizacja mikrotubul	Hussain i in. 2023; Williamson i in. 2021; Chiang i in. 2021; Cameron i Pauling 1976; Vuolo i in. 2012; Shaik i in. 2024; Tsuda i in. 2019; Ribeiro de Souza i in. 2023; Zagon i in. 2018

Rodzaj nowotworu	Leczenie	Mechanizm działania	Źródła
mięsaki	iwermektyna, mebendazol, fenbendazol, witamina C, witamina D3, cynk, artesunat, immunoterapia PRP, LDN	apoptoza; hamowanie angiogenezy; stres oksydacyjny; kontrola nowotworowych komórek macierzystych; aktywacja immunologiczna; destabilizacja mikrotubul	Hussain i in. 2023; Williamson i in. 2021; Chiang i in. 2021; Cameron i Pauling 1976; Vuolo i in. 2012; Shaik i in. 2024; Tsuda i in. 2019; Ribeiro de Souza i in. 2023; Zagon i in. 2018
chłoniaki (Hodgkina, nieziarnicze)	iwermektyna, mebendazol, fenbendazol, witamina C, witamina D3, cynk, artesunat, immunoterapia PRP, LDN	apoptoza; stres oksydacyjny; kontrola nowotworowych komórek macierzystych; aktywacja immunologiczna; destabilizacja mikrotubul	Hussain i in. 2023; Williamson i in. 2021; Chiang i in. 2021; Cameron i Pauling 1976; Vuolo i in. 2012; Shaik i in. 2024; Tsuda i in. 2019; Ribeiro de Souza i in. 2023; Zagon i in. 2018
różne nowotwory (ogólnie)	iwermektyna, mebendazol, fenbendazol, witamina B17, witamina C, witamina D3, cynk, artesunat, immunoterapia PRP, LDN	apoptoza; stres oksydacyjny; kontrola nowotworowych komórek macierzystych; aktywacja immunologiczna; hamowanie szlaków sygnałowych (PAK1, NF-κB, WNT); Hamowanie angiogenezy; destabilizacja mikrotubul	Draganov i in. 2021; Williamson i in. 2021; Chiang i in. 2021; Makarević i in. 2016; Cinatl Jr. i in. 2024; Cameron i Pauling 1976; Vuolo i in. 2012; Shaik i in. 2024; Tsuda i in. 2019; Pfeffer i in. 2009; Effert 2024; Ribeiro de Souza i in. 2023; Zagon i in. 2018; Berkson i in. 2009; Peters i in. 2022

O autorze

Dr med. Andreas Puttich – wizjoner uzupełniającej terapii przeciwnowotworowej. Dr med. Puttich jest jednym z wiodących ekspertów w dziedzinie onkologii komplementarnej. Po uzyskaniu licencji na wykonywanie zawodu lekarza w 1985 roku i doktoratu w 1987 roku, otworzył własną praktykę w 1989 roku, początkowo zajmując się medycyną ogólną. Jego zainteresowania szybko przeniosły się na leczenie pacjentów chorych na raka, aż w 2004 roku całkowicie wyspecjalizował się w uzupełniających terapiach przeciwnowotworowych.

Kariera medyczna dra med. Putticha została ukształtowana przez współpracę z innowacyjnymi pionierami medycyny, takimi jak prof. dr Hackethal i dr Nieper. Podczas współpracy z nimi w latach dziewięćdziesiątych dowiedział się o terapii witaminą B17. Od 2014 roku stosuje u swoich pacjentów terapię mebendazolem, a od 2018 roku także iwermektyną.

Dzięki doświadczeniu zdobytemu podczas leczenia tysięcy pacjentów, dr med. Puttich łączy naukowo uzasadnione metody z działaniami komplementarnymi, aby otworzyć nowe perspektywy w onkologii. Jego praca oznacza podejście oparte na dowodach, które wykracza poza tradycyjne ścieżki leczenia.

Polecamy również inną książkę autorstwa dra med. Andreasa Putticha:

Witamina B17. Rewolucja w onkologii
(Wydawnictwo Poligraf, Brzezia Łąka 2014).

Bibliografia

1. Anastas JN, Moon RT. WNT signalling pathways as therapeutic targets in cancer. Nat Rev Cancer. 2012;13:11.
2. Ashraf S, Prichard R. Ivermectin exhibits potent anti-mitotic activity. Vet Parasitol. 2016;226:1–4.
3. Bai L, Wang S. Targeting apoptosis pathways for new cancer therapeutics. Annu Rev Med. 2014;65:139–155.
4. Boya P, Reggiori F, Codogno P. Emerging regulation and functions of autophagy. Nat Cell Biol. 2013;15(7):713–720.
5. Chan JA, Krichevsky AM, Kosik KS. MicroRNA-21 is an antiapoptotic factor in human glioblastoma cells. Cancer Res. 2005;65(14):6029–6033.
6. Chen IS, Kubo Y. Ivermectin and its target molecules: shared and unique modulation mechanisms of ion channels and receptors by ivermectin. J Physiol. 2018;596(10):1833–1845.
7. Chen IS, Tateyama M, Fukata Y, Uesugi M, Kubo Y. Ivermectin activates GIRK channels in a PIP2-dependent, Gbetagamma-independent manner and an amino acid residue at the slide helix governs the activation. J Physiol. 2017;595(17):5895–5912.
8. Crump A. Ivermectin: enigmatic multifaceted 'wonder' drug continues to surprise and exceed expectations. J Antibiot (Tokyo). 2017;70(5):495–505.

9. DAaLF. The abamectin derivative ivermectin is a potent P-glycoprotein inhibitor. Anticancer Drugs. 1996;7: 745–751.
10. Deng F, Xu Q, Long J, Xie H. Suppressing ROS-TFE3-dependent autophagy enhances ivermectin-induced apoptosis in human melanoma cells. J Cell Biochem. 2018.
11. Desantis V, Saltarella I, Lamanuzzi A, et al. Autophagy: a new mechanism of prosurvival and drug resistance in multiple myeloma. Transl Oncol. 2018;11(6):1350–1357.
12. Dominguez-Gomez G, Chavez-Blanco A, Medina-Franco JL, et al. Ivermectin as an inhibitor of cancer stemlike cells. Mol Med Rep. 2018;17(2):3397–3403.
13. Dou Q, Chen HN, Wang K, et al. Ivermectin induces cytostatic autophagy by blocking the PAK1/Akt axis in breast cancer. Cancer Res. 2016;76(15):4457–4469.
14. Draganov D, Gopalakrishna-Pillai S, Chen YR, et al. Modulation of P2X4/P2X7/Pannexin-1 sensitivity to extracellular ATP via Ivermectin induces a non-apoptotic and inflammatory form of cancer cell death. Sci Rep. 2015;5:16222.
15. Edwards G. Ivermectin: does P-glycoprotein play a role in neurotoxicity? Filaria J. 2003;2(Suppl 1):S8.
16. Farias EF, Petrie K, Leibovitch B, et al. Interference with Sin3 function induces epigenetic reprogramming and differentiation in breast cancer cells. Proc Natl Acad Sci U S A. 2010;107(26):11811–11816.
17. Gallardo F, Mariame B, Gence R, Tilkin-Mariame AF. Macrocyclic lactones inhibit nasopharyngeal carcinoma cells proliferation through PAK1 inhibition and reduce in vivo tumor growth. Drug Des Devel Ther. 2018;12: 2805–2814.

18. Gallardo F, Teiti I, Rochaix P, et al. Macrocyclic lactones block melanoma growth, metastases development and potentiate activity of anti–BRAF V600 inhibitors. Clini Skin Cancer. 2016;1(1):4–14.e13.

19. Geary TG. Ivermectin 20 years on: maturation of a wonder drug. Trends Parasitol. 2005;21(11):530–532.

20. Goradel NH, Mohammadi N, Haghi-Aminjan H, Farhood B, Negahdari B, Sahebkar A. Regulation of tumor angiogenesis by microRNAs: state of the art. J Cell Physiol. 2019;234(2):1099–1110.

21. Gottesman MM, Fojo T, Bates SE. Multidrug resistance in cancer: role of ATP-dependent transporters. Nat Rev Cancer. 2002;2(1):48–58.

22. Guzzo CA, Furtek CI, Porras AG, et al. Safety, tolerability, and pharmacokinetics of escalating high doses of ivermectin in healthy adult subjects. J Clin Pharmacol. 2002;42(10):1122–1133.

23. Hashimoto HMS, Sudo T, Maruta H. Ivermectin inactivates the kinase PAK1 and blocks the PAK1-dependent growth of human ovarian cancer and NF2 tumor cell lines. Drug Discov Ther. 2009;3(6):3.

24. Jordan MA, Wilson L. Microtubules as a target for anticancer drugs. Nat Rev Cancer. 2004;4(4):253–265.

25. Juarez M, Schcolnik-Cabrera A, Duenas-Gonzalez A. The multitargeted drug ivermectin: from an antiparasitic agent to a repositioned cancer drug. Am J Cancer Res. 2018;8(2):317–331.

26. Kang W, Tong JH, Chan AW, et al. Yes-associated protein 1 exhibits oncogenic property in gastric cancer and its nuclear accumulation associates with poor prognosis. Clin Cancer Res. 2011;17(8):2130–2139.

27. Kobayashi Y, Banno K, Kunitomi H, Tominaga E, Aoki D. Current state and outlook for drug repositioning anticipated in the field of ovarian cancer. J Gynecol Oncol. 2019; 30(1): e10.

28. Kodama M, Kodama T, Newberg JY, et al. In vivo loss-of-function screens identify KPNB1 as a new druggable oncogene in epithelial ovarian cancer. Proc Natl Acad Sci U S A. 2017;114(35):E7301–E7310.

29. Krysko DV, Garg AD, Kaczmarek A, Krysko O, Agostinis P, Vandenabeele P. Immunogenic cell death and DAMPs in cancer therapy. Nat Rev Cancer. 2012;12(12):860–875.

30. Kwon YJ, Petrie K, Leibovitch BA, et al. Selective inhibition of SIN3 corepressor with avermectins as a novel therapeutic strategy in triple-negative breast cancer. Mol Cancer Ther. 2015;14(8):1824–1836.

31. Laing R, Gillan V, Devaney E. Ivermectin – old drug, new tricks? Trends Parasitol. 2017;33(6):463–472.

32. Lee JY, Kong G. Roles and epigenetic regulation of epithelial-mesenchymal transition and its transcription factors in cancer initiation and progression. Cell Mol Life Sci. 2016;73(24):4643–4660.

33. Liang J, Wan M, Zhang Y, et al. Nanog and Oct4 associate with unique transcriptional repression complexes in embryonic stem cells. Nat Cell Biol. 2008;10(6):731–739.

34. Liu Y, Fang S, Sun Q, Liu B. Anthelmintic drug ivermectin inhibits angiogenesis, growth and survival of glioblastoma through inducing mitochondrial dysfunction and oxidative stress. Biochem Biophys Res Commun. 2016;480(3):415–421.

35. Lynagh T, Lynch JW. Ivermectin binding sites in human and invertebrate Cys-loop receptors. Trends Pharmacol Sci. 2012;33(8):432–441.

36. MacDonald BT, Tamai K, He X. Wnt/beta-catenin signaling: components, mechanisms, and diseases. Dev Cell. 2009;17(1):9–26.

37. Martins I, Wang Y, Michaud M, et al. Molecular mechanisms of ATP secretion during immunogenic cell death. Cell Death Differ. 2014;21(1):79–91.

38. Melotti A, Mas C, Kuciak M, Lorente-Trigos A, Borges I, Ruiz I Altaba A. The river blindness drug Ivermectin and related macrocyclic lactones inhibit WNT-TCF pathway responses in human cancer. EMBO Mol Med. 2014;6(10):1263–1278.

39. Montanari F, Ecker GF. Prediction of drug-ABC-transporter interaction–recent advances and future challenges. Adv Drug Deliv Rev. 2015;86:17–26.

40. Nambara S, Masuda T, Nishio M, et al. Antitumor effects of the antiparasitic agent ivermectin via inhibition of Yes-associated protein 1 expression in gastric cancer. Oncotarget. 2017;8(64):107666–107677.

41. Nishimura HHTSHMR. The direct PAK1 inhibitor, TAT-PAK18, blocks preferentially the growth of human ovarian cancer cell lines in which PAK1 is abnormally activated by autophosphorylation at Thr 423. Drug Discov Ther. 2010;4(1):1–4.

42. Nishio M, Sugimachi K, Goto H, et al. Dysregulated YAP1/TAZ and TGF-beta signaling mediate hepatocarcinogenesis in Mob1a/1b-deficient mice. Proc Natl Acad Sci U S A. 2016;113(1):E71–E80.

43. Omura S. Ivermectin: 25 years and still going strong. Int J Antimicrob Agents. 2008;31(2):91–98.

44. Pellegatti P, Raffaghello L, Bianchi G, Piccardi F, Pistoia V, Di Virgilio F. Increased level of extracellular ATP at tumor sites: in vivo imaging with plasma membrane luciferase. PLoS One. 2008;3(7):e2599.

45. Reagan-Shaw S, Nihal M, Ahmad N. Dose translation from animal to human studies revisited. FASEB J. 2008;22(3):659–661.

46. Schlegelmilch K, Mohseni M, Kirak O, et al. Yap1 acts downstream of alpha-catenin to control epidermal proliferation. Cell. 2011;144(5):782–795.

47. Seil M, El Ouaaliti M, Fontanils U, et al. Ivermectin-dependent release of IL-1beta in response to ATP by peritoneal macrophages from P2X(7)-KO mice. Purinergic Signal. 2010;6(4):405–416.

48. Sharmeen S, Skrtic M, Sukhai MA, et al. The antiparasitic agent ivermectin induces chloride-dependent membrane hyperpolarization and cell death in leukemia cells. Blood. 2010;116(18):3593–3603.

49. Shinojima N, Yokoyama T, Kondo Y, Kondo S. Roles of the Akt/mTOR/p70S6K and ERK1/2 signaling pathways in curcumin-induced autophagy. Autophagy. 2014;3(6):635–637.

50. Silverstein RA, Ekwall K. Sin3: a flexible regulator of global gene expression and genome stability. Curr Genet. 2005;47(1):1–17.

51. Slade L, Pulinilkunnil T. The MiTF/TFE family of transcription factors: master regulators of organelle signaling, metabolism, and stress adaptation. Mol Cancer Res. 2017;15(12):1637–1643.

52. Song D, Liang H, Qu B, et al. Ivermectin inhibits the growth of glioma cells by inducing cell cycle arrest and apoptosis in vitro and in vivo. J Cell Biochem. 2019;120(1):622–633.

53. Szakacs G, Paterson JK, Ludwig JA, Booth-Genthe C, Gottesman MM. Targeting multidrug resistance in cancer. Nat Rev Drug Discov. 2006;5(3):219–234.

54. Tam WL, Weinberg RA. The epigenetics of epithelial-mesenchymal plasticity in cancer. Nat Med. 2013;19(11):1438–1449.

55. Verbaanderd C, Meheus L, Huys I, Pantziarka P. Repurposing Drugs in Oncology: next Steps. Trends Cancer. 2017;3(8):543–546.

56. Wang J, Xu Y, Wan H, Hu J. Antibiotic ivermectin selectively induces apoptosis in chronic myeloid leukemia through inducing mitochondrial dysfunction and oxidative stress. Biochem Biophys Res Commun. 2018;497(1):241–247.

57. Wang K, Gao W, Dou Q, et al. Ivermectin induces PAK1-mediated cytostatic autophagy in breast cancer. Autophagy. 2016;12(12):2498–2499.

58. Wang TG, Ye M. Advances on the roles of m (6)A in tumorigenesis. Yi Chuan. 2018;40(12):1055–1065.

59. White N, Burnstock G. P2 receptors and cancer. Trends Pharmacol Sci. 2006;27(4):211–217.

60. Xia Y, Chang T, Wang Y, et al. YAP promotes ovarian cancer cell tumorigenesis and is indicative of a poor prognosis for ovarian cancer patients. PLoS One. 2014;9(3):e91770.

61. Yin J, Park G, Lee JE, et al. DEAD-box RNA helicase DDX23 modulates glioma malignancy via elevating miR-21 biogenesis. Brain. 2015;138(Pt 9):2553–2570.

62. Zhang P, Zhang Y, Liu K, et al. Ivermectin induces cell cycle arrest and apoptosis of HeLa cells via mitochondrial pathway. Cell Prolif. 2018;52.

63. Zhang Y, Luo M, Xu W, et al. Avermectin confers its cytotoxic effects by inducing DNA damage and mitochondria-associated apoptosis. J Agric Food Chem. 2016;64(36):6895–6902.

64. Zhou Z, Zhang HS, Zhang ZG, et al. Loss of HACE1 promotes colorectal cancer cell migration via upregulation of YAP1. J Cell Physiol. 2018;234:9663–9672.

65. Zhu M, Li Y, Zhou Z. Antibiotic ivermectin preferentially targets renal cancer through inducing mitochondrial dysfunction and oxidative damage. Biochem Biophys Res Commun. 2017;492(3):373–378.

66. Seth C, Mas C, Conod A, et al. Long-lasting WNT-TCF response blocking and epigenetic modifying activities of withanolide f in human cancer cells. PLoS One. 2016;11(12):e0168170.